Viva bem com a coluna que você tem

JOSÉ KNOPLICH

VIVA BEM COM A COLUNA QUE VOCÊ TEM

Dores nas costas: tratamento e prevenção

32ª edição

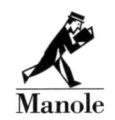

Manole

Copyright © 2016 Editora Manole Ltda., por meio de contrato com o autor.

Editor gestor: Walter Luiz Coutinho
Editora: Karin Gutz Inglez
Produção editorial: Juliana Morais, Cristiana Gonzaga S. Corrêa, Dília Editorial
Projeto gráfico e Capa: Daniel Justi
Editoração eletrônica: Dília Editorial
Ilustrações: Mary Yamazaki Yorado

Dados Internacionais de Catalogação na Publicação (CIP)
(Câmara Brasileira do Livro, SP, Brasil)

Knoplich, José
  Viva bem com a coluna que você tem : dores nas costas : tratamento e
prevenção / José Knoplich. – 32. ed. – Barueri, SP : Manole, 2016.

  Bibliografia.
  ISBN 978-85-204-4619-5

  1. Coluna vertebral 2. Dores lombares - Obras de divulgação 3. Dores
lombares - Prevenção 4. Dores lombares - Tratamento I. Título.

| | CDD-617.564 |
| 16-00987 | NLM-WE-720 |

Índices para catálogo sistemático:
1. Dores nas costas : Medicina : Obras de divulgação 617.564

32ª edição – 2016

Direitos adquiridos pela:
Editora Manole Ltda.
Avenida Ceci, 672 – Tamboré
06460-120 – Barueri – SP – Brasil
Tel.: (11) 4196-6000 – Fax: (11) 4196-6021
www.manole.com.br
info@manole.com.br

Impresso no Brasil
Printed in Brazil

Este livro contempla as regras do Acordo Ortográfico da Língua Portuguesa de 1990, que entrou em vigor
no Brasil em 2009.

São de responsabilidade do autor as informações contidas nesta obra.

À Gi,
Minha esposa;
A minhas filhas
Márcia Regina,
Célia Beatriz,
Débora e
Patrícia

"*É mais importante saber que espécie de pessoa tem uma doença, do que saber que espécie de doença a pessoa tem.*"
HIPÓCRATES

"*É muito melhor para nossos pacientes e para os próprios médicos prescreverem tratamentos simples e baratos, em que se dá maior ênfase para os problemas posturais do dia a dia e do trabalho. Especial atenção deve ser dada em se criar a confiança no paciente de que ele é capaz de fazer um autocontrole de seus distúrbios da coluna; porém, evitando um excesso de terapia. Isso diminuirá os gastos tanto para o indivíduo como para a sociedade.*"
PROF. ALF NACHEMSON

Sobre o autor

José Knoplich, formado em 1959 pela Faculdade de Medicina da Universidade de São Paulo (FMUSP), dirigiu por 5 anos o jornal acadêmico *O Bisturi*.

Durante o curso médico foi repórter de temas médicos do jornal *O Estado de S. Paulo*.

Sempre preocupado com a divulgação de temas médicos, colaborou com a esposa na tradução e revisão de livros de temas médicos para a editora IBRASA (*O parto sem dor; Os milagres da novocaína; Coma bem e viva melhor*).

Em 1969, concorreu ao prêmio "John R. Reitemeyer" para o jornalismo científico da Sociedade Interamericana de Imprensa. Em 1968, escreveu para a Editora das Américas, depois reeditado pela Associação Paulista de Medicina, o livro *O que você deve saber sobre o reumatismo*.

Nos bancos acadêmicos teve sua formação reumatológica com a equipe do Prof. Castor Jordão Cobra, que foi completada com estágios a partir de 1969, no Serviço de Reumatologia do Hospital do Servidor Público de São Paulo, primeiro sob a orientação do Dr. Wilson Federico e atualmente sob a orientação do Dr. Willian Habid Chahade, e estágios em Fisioterapia nos serviços do Dr. Wando Rolim de Morais e Dr. João W. Sablowski, do Hospital das Clínicas (HC) da FMUSP. Os problemas relacionados com as dores crônicas da coluna vertebral imediatamente lhe despertaram maior interesse entre as doenças reumáticas, em razão dos aspectos psicossomáticos, posturais e sociais, que afetavam os doentes e que eram negligenciados no tratamento médico.

A partir de uma ideia esboçada em um curso pelo Prof. Dr. João Alvarenga Rossi, da USP, foi feito um plano, submetido e aprovado pelo Dr. Luiz Alvez Ferreira e Dr. Plinio de Souza Dias, do Hospital do Servidor Público de São Paulo, que deu origem à "Escola de Postura", que é uma evolução da Back School, de origem sueca.

Em 1973, após visitar vários serviços médicos na Suécia (Prof. Alf Nachemson) e nos Estados Unidos (Prof. W. Wiltze), passou a colocar em prática a Escola de Postura, no Serviço de Ortopedia do Hospital do Servidor Público de São Paulo. Em 1982, passou a atuar na área de Medicina do Trabalho (Saúde Ocupacional) por solicitação do Prof. Luiz Carlos Morrone e Dr. Pedro Jaferian, do Serviço de Medicina Social do Hospital do Servidor, tendo nesse serviço organizado a Escola de Postura para funcionários e empregados de empresas, além de organizar também inúmeros congressos médicos sobre a coluna.

Coordenou a tradução dos livros do Prof. J. Crawford Adams (*Compêndio de fratura* e *Compêndio de ortopedia*), feita por uma equipe médica.

Ex-editor da revista médica do IAMSPE "Médico Moderno" e "Consultório Médico". Foi editor do *Informativo sobre Coluna Vertebral* e *Jornal de Osteoporose*.

Coordenou e realizou com a Secretaria Estadual de Educação de São Paulo, em colaboração com a professora de Educação Física Laura Giora Gonçalves, a campanha de Prevenção da Escoliose entre Escolares, que resultou no livro *Endireite as costas* e em um vídeo.

Tem inúmeros artigos publicados em revistas médicas nacionais e estrangeiras.

Publicou em 1985 o Tratado Médico *Enfermidades da coluna vertebral* e, em 1986, o Tratado Médico *A coluna vertebral da criança e do adolescente*, pela Editora Panamed, depois Robe Editora.

Para o público leigo, publicou esta edição de *Viva bem com a coluna que você tem*, agora pela Editora Manole, com mais de 110 mil livros vendidos ao longo de 31 edições, com a realização de um vídeo com o mesmo nome, usado em mais de duas mil fábricas do Brasil. Publicou ainda: *Endireite as costas, Prevenindo a osteoporose, Osteoporose: o que você precisa saber, Fibromialgia: dor e fadiga* e *A coluna vertebral da criança e do adolescente*.

Em 1993, defendeu a tese de doutorado na Faculdade de Saúde Pública (FSP) da USP, na cadeira de Prática de Saúde, sob orientação da Profa. Nelly Candeias, com o título "Modelo de crenças em saúde aplicado a funcionários públicos com dores na coluna vertebral", na qual procurou estudar a dinâmica de grupo que se forma dentro da Escola de Postura.

Em 2001, lançou o livro *Fibromialgia: dor e fadiga*, pela Editora Robe.

De 1985 até 1995, foi diretor científico da Associação Paulista de Medicina e eleito presidente dessa entidade para o mandato de 1995 a 1997. Durante essa gestão, editou o livro *Guia médico da família*, tradução de uma obra publicada pela Associação Médica Inglesa, além de ter criado a "Videoteca Científica", a Revista *Consultório Médico* e o Encarte "Saúde da Família" na *Folha de S. Paulo*.

Atualmente, é editor-médico de conteúdo médico em geral, para vários cursos de Educação Médica a Distância para leigos e médicos na internet, tendo como base o site de atualização "Intramed" (www.uol.com.br/intramed).

Administra por meio das Faculdades Integradas de São Paulo (FISP) um curso de agentes de saúde para a Escola de Postura, para formar equipes dentro das fábricas e postos de saúde que cuidem dos pacientes com dores crônicas da coluna.

Agradecimentos xv

Prefácio do Dr. Plinio C. de Souza Dias xvii

Prefácio (5ª Edição) xxi

Prólogo – Receitando informações aos doentes xxv

1 Quem deve tratar da sua coluna é você 1

2 Anatomia da coluna 12

3 Postura – o equilíbrio adequado 28

4 Como surge a dor na coluna 39

5 O componente muscular da dor 47

6 Componente psicológico e sexual da dor na coluna – relaxamento 59

7 Sinais clínicos das dores da coluna 69

8 Métodos de diagnóstico 77

9 Como levantar e carregar peso 84

10 Torções da coluna 93

11 O estiramento da coluna 102

12 Como sentar-se 111

13 Como deitar, levantar-se e vestir-se 122

14 Como andar 137

15 Escoliose, *spina bifida*, espondilólise e outras 145

16 Hérnia de disco 157

17 Obesidade e a coluna 164

18 Coluna e gravidez 169

19 As várias causas de "dores nas costas" 173

20 Orientação geral do tratamento 179

21 Alguns exercícios 196

22 Postura correta para trabalhar 214

Glossário de termos médicos 229

Bibliografia 239

Análise da dor nas costas 241

Agradecimentos

Um livro nunca é obra de uma só pessoa, por isso há uma grande quantidade de incentivadores e clientes a agradecer: Dr. Plinio de Souza Dias e Dr. Luís Alves Ferreira, mais que chefes da Clínica Ortopédica, amigos que acreditaram no projeto desse novo enfoque de tratar as dores crônicas da coluna; Dr. Roberto Bernd, da Clínica Reumatológica. A todos os inúmeros colegas e residentes das duas clínicas que enviaram alunos para os cursos e depois comentaram os resultados. Às inúmeras auxiliares do Ambulatório e das Enfermarias do Hospital do Servidor Público Estadual (HSPE), Tânia Ramalho, pela datilografia e zelo pela clareza; à Profa. Maria Inês Mello Franco, pela revisão do texto. Aos desenhistas Míriam Cecas Ribas, Dalva Cassola, Caetano Dalescio Neto. A Maria Fátima Souza Cangueiro e Vânia Ferrari, pelo filme e pelas fotos. A Maria da Graça Loureiro e Sônia Maria Pileggi Parlatori, da Biblioteca; Suely Pacheco Ferrari, da Documentação; Cléa Batista Gomes, Dra. Alamis Cardoso e Thereza Sibay, pelo levantamento estatístico dos pacientes; a Marilda de Rezende e Isaura M. Castanho, do Serviço Social. Aos psicólogos, novos amigos, Edmundo Silva Barbosa, Elisa Maria Assis Bodra,

Eliana S. de Magalhães von Schaaffausen e Diana Tabacofi. À Maria Helena Gouveia, do Centro de Atualização Cultural, além das Veras: Vera Lúcia Moreira de Lima, Vera Torres, Vera Pacheco Lomba, Vera Cruz e Wilma Ferreira. Ao Dr. Geraldo Barros (Análise Transacional), Jacira Silvério, Lídia Denone Aoki e ao jornalista Alves Teixeira, Deise Moura Prado e à Dra. Vera Lúcia Teixeira.

Enfim, a todos os clientes e alunos que, com sugestões e informações, permitiram ampliar essa experiência.

Prefácio

Sempre achei que deveria existir, na prática ortopédica, um médico que cuidasse das várias afecções clínicas desse ramo da Medicina, que seria uma espécie de *ortopedista clínico*, deixando para o especialista os aspectos cirúrgicos. Talvez, o reumatologista fosse esse médico, se não tivesse que cuidar da enorme gama de doenças imunológicas e se não houvesse na prática uma dissociação tão acentuada entre as duas especialidades.

Felizmente, no nosso Serviço de Ortopedia e Traumatologia do Hospital do Servidor Público Estadual (HSPE) de São Paulo, pudemos concretizar essa ideia com a presença em nosso *staff*, desde 1973, de um reumatologista, o Dr. José Knoplich, que ampliou os seus conhecimentos na área de biomecânica postural e ortopédica, familiarizando-se com as indicações cirúrgicas. A consequência prática dessa presença foi o interesse do Dr. Knoplich pela imensa quantidade de pacientes portadores de afecções da coluna, que chegam quase a 40% do total de pacientes atendidos pelo ambulatório do Serviço.

Desde 1973, em uma tentativa de ampliar esse atendimento, passou a ministrar aulas de postura corporal aos pacientes, ilustradas com *slides* e até mesmo com filmes, além de ensinar ginástica e relaxamento. Em duas oportunidades, visitou serviços especializados nos Estados Unidos, trazendo novas concepções, além de métodos de aplicação de testes psicológicos, o estudo do *biofeedback*, novos tipos de radiografias, etc., que, com seu dinamismo, conseguiu colocar em funcionamento mesmo contra a inércia do meio ambiente, contando hoje com uma equipe de voluntários de cinco psicólogos e duas assistentes sociais.

Não se descuidou da parte científica, pois além de organizar anualmente cursos para médicos e aulas para residentes sobre a matéria, é o incentivador e o secretário-geral do Centro de Estudos da Coluna do HSPE, que reúne ortopedistas, reumatologistas, neurocirurgiões, neurologistas, fisioterapeutas e radiologistas que atuam nessa área controvertida, que é a espinha dorsal. Esse Centro de Estudos com várias reuniões realizadas já se afiliou à International Society for the Study of Lumbar Spine e à Cervical Spine Research Society, além de estar preparando um livro sobre radiologia de coluna.

Jornalista desde os bancos acadêmicos, tem colaborado em nosso serviço na publicação de trabalhos científicos de várias revistas médicas nacionais, além de ter sido o redator-chefe da "Revista Médica do HSPE", redator do "Médico Moderno" e redator-médico das revistas da Editora Abril, durante muitos anos. Em 1977, foi o coordenador da tradução de dois livros médicos do Prof. J. Crawford Adams (*Compêndio de fraturas* e *Compêndio de ortopedia*) realizado por vários médicos do nosso serviço. Recentemente escreveu dois capítulos sobre problemas reumáticos e posturais da mulher grávida, no livro do Prof. Geraldo Rodrigues de Lima.

Assim, aliando a experiência adquirida no ambulatório, em um método original de atendimento, ao estudo científico da coluna com diversas especialidades e com a facilidade de escrever, creio que o Dr. José Knoplich está perfeitamente capacitado a escrever um livro de divulgação sobre os cuidados que os pacientes devem ter em relação à coluna, ressaltando a importância dos aspectos psicológicos.

O levantamento estatístico levado a efeito entre os pacientes para avaliar o método tem demonstrado sua eficiência, que deve ser desenvolvida e ampliada com novos caminhos e maiores pesquisas.

Acredito que esse esforço do Dr. José Knoplich é válido, já que os especialistas que atuam nessa área não têm tempo, durante as consultas, de informar os seus pacientes de todos esses detalhes e que será compensado pela observância dos pacientes que desejam cuidar de sua coluna, livrando-se das dores incapacitantes.

O valor desse esforço ainda mais se acentua se considerarmos o aspecto socioeconômico que as afecções da coluna determinam. O volume de dias de serviço, de pensões pagas aos doentes, pesa bastante na produção econômica de um país.

O Serviço de Ortopedia e Traumatologia tem procurado apoiar os esforços desse colega que fez deste importante setor da Medicina sua bandeira de trabalho.

Este livro é destinado a ajudar aos sofredores de males da coluna e, ainda, como orientação preliminar para médicos residentes de ortopedia, reumatologia, neurologia, fisiatras, fisioterapeutas, etc.

Dr. Plinio C. de Souza Dias
Janeiro 1978

Diretor do Serviço de Ortopedia e Traumatologia
do Hospital do Servidor Público Estadual –
Francisco Morato de Oliveira (HSPE-FMO) de São Paulo

Prefácio (5ª Edição)

Este livro, lançado em julho de 1978, na Bienal do Livro, em São Paulo, e no Congresso Brasileiro de Reumatologia, em Porto Alegre, teve as suas quatro primeiras edições rapidamente esgotadas, e sem condições de realizar nenhuma revisão ou atualização. Agora, entretanto, algumas modificações são introduzidas, no intuito de aperfeiçoar esta publicação.

Fundamentalmente, o texto ficou o mesmo, acrescido dos capítulos sobre obesidade e gravidez, além da inclusão do glossário e de uma tabela de autoavaliação criteriosa e consciente de cada ataque de "dor nas costas". O livro, que foi escrito para leigos, teve extraordinária aceitação entre os médicos, que também, como portadores das mesmas queixas que seus pacientes, começaram a se preocupar com seus problemas posturais, quando perceberam a enorme quantidade de agressões que cometiam na sua própria coluna.

Houve, então, uma série de solicitações de se trazer esses informes da "Escola de Postura", para fábricas, escolas, professores de ioga e de Educação Física, além de fisiatras, fisioterapeutas, estudantes de medicina e os próprios médicos. Pacientes e profissionais perceberam que os problemas crônicos da coluna só poderão melhorar quando houver uma mútua colaboração e, principalmente, quando o próprio paciente, conscientizado, informado, passar a "assumir" o encargo de evitar as agressões à sua coluna.

Na área médica, organizamos, em dezembro de 1978, o II Curso de Coluna Vertebral Normal e Patológica do Hospital do Servidor Público Estadual, em colaboração com vinte médicos dos Serviços de Ortopedia (Prof. Plinio de Souza Dias); Neurologia (Prof. Roberto Melaragno Filho); Reumatologia (Prof. William Chahade); Neurocirurgia (Prof. João Teixeira Pinto); Fisiatria (Dr. Alvaro Scola). A revista médica *Ars Curandi*, por meio de seu editor, Dr. Benemar Guimarães, publica desde março de 1979, todo esse curso em capítulos, que será transformado em livro pela Editora Científica.

Graças ao entusiasmo de Wanderley Minatti e apoio do Dr. Orpheu D'Agostini, passamos a editar um periódico bimensal – *Informativo sobre Coluna Vertebral* – Syntex, dirigido a todos os profissionais médicos dessa área.

A maior conscientização dos médicos e dos próprios pacientes com distúrbios da coluna obrigará a um atendimento *global*, que inclui o tratamento medicamentoso e fisioterápico, além de um restabelecimento psicoemocional e uma reavaliação social e profissional da pessoa com dores nas costas.

Nesse particular, foi fundamental a presença do Prof. Alf Nachemson no Congresso de Ortopedia, realizado em julho de 1979, em São Paulo. Ele enfatizou, junto a quase três mil ortopedistas, a especialidade médica que mais atende esse tipo de pacientes, que, se a causa da dor nas costas ainda é uma incógnita, o tratamento realmente atuante é obtido com essa visão global do paciente, trazendo-lhe informações concretas de como ele, paciente, o maior interessado, poderá colaborar não agredindo a coluna.

O Prof. Alf Nachemson é o presidente da International Society for the Study of Lumbar Spine, e o seu laboratório no Hospital de

Gotemburg, Suécia, já tem uma tradição de 70 anos de estudos médicos, biofísicos, bioquímicos, cirúrgicos, clínicos e radiológicos de coluna. Ele substitui, nesse mister, o Prof. Carl Hirsh, pioneiro dessa metodologia nesse mesmo centro.

Graças ao entusiasmo da professora de Educação Física, Maria Rodrigues e suas alunas e colaboradoras em diversas faculdades, iniciamos um Curso de Ginástica Corretiva, que em breve resultará em um livro especializado.

Como até agora não existe um especialista médico de coluna, nem aqui, nem no exterior, consideramos essas tentativas como contribuições válidas para o aprimoramento dos conhecimentos da matéria dirigida aos leigos e aos profissionais médicos.

Uma plêiade de grandes entusiastas temos encontrado no apoio da divulgação e aprimoramento deste livro; Prof. Segismundo Spina (*in memoriam*), professor titular de Filosofia e Língua Portuguesa da USP, que além de uma revisão do texto, apresentou inúmeras sugestões para a sua melhoria. Inúmeros colegas deram colaborações valiosas, agradecimentos especiais aos que escreveram: Prof. Geraldo Gomes Freitas (Recife); Dr. Lipe Goldenstein (Salvador); Dr. Gilson Kohler (Vitória); Prof. Achiles Cruz Filho (Belo Horizonte); Dr. Aloysio João Fellet (Juiz de Fora); Prof. Jacob Gamarski (Goiânia); Dr. Francisco Almeida Conte (Campos-RJ); Prof. Boris Klein, Dr. Joaquim Augusto Meyer e Prof. Rubens Ledermam (R. Janeiro). Vários clientes, entre eles os que mandaram cartas: Hans Stern (R. Janeiro); Olavo Pinto Moraes e Ariovaldo Leonelle Junior (S. Paulo); Walter Frederico Fillman (Nova Hamburgo); Celina Loia (Curitiba) e Terezinha Ayello (S. Paulo). Na divulgação, a colaboração de Maria Helena Gouvêa, do Centro de Atualização Cultural, foi fundamental. Deise Moura Prado colaborou no preparo dos originais.

Dr. José Knoplich
Agosto de 1979

Prólogo

RECEITANDO INFORMAÇÕES AOS DOENTES

A paciente entrou no consultório com um pacote de radiografias debaixo do braço, sentou-se e desabafou:

"Doutor, já fiz de tudo e não há meios de resolver essa dor nas costas. Não aguento mais. Será que isso não tem cura?"

Em pouco tempo disse o nome de mais de vinte marcas de comprimidos e injeções e todos os tipos de fisioterapia conhecidos que já usou.

"Doutor, não há nada novo? Porque tudo o que existe já experimentei, sem resultados. O senhor é a última esperança."

É evidente que a paciente gostaria de obter uma pílula ou injeção que lhe tirasse, como se fosse um passe de mágica, todo aquele incômodo aborrecimento de dores nas costas e dificuldades de se tratar. Tal é o anseio de todos os pacientes de meia-idade com problemas crônicos. Gostariam de obter de seus médicos um toque de mágica e pronto. Todos os padecimentos terminariam e voltariam àqueles bons tempos, sem dores, sem remédios...

O desejo íntimo dos pacientes é que seu médico seja um sacerdote iluminado por essa magnífica arte, quase religião, que é a Medicina.

No entanto, mesmo sob a pena de desiludir uma grande quantidade de leitores, sou obrigado a confessar que este livro não dá nenhuma fórmula mágica e instantânea para resolver o problema de suas "dores de coluna".

E isso ocorre em todas as enfermidades crônicas que se conhecem. Os ataques de úlcera, as crises asmáticas, o desequilíbrio do diabetes, as variações de pressão arterial, o controle das convulsões epiléticas, o aparecimento das crises anginosas, os distúrbios digestivos, além dos intestinais e muitos outros problemas que advêm das variadas moléstias crônicas de desgaste orgânico, rotuladas como arteriosclerose. E mais, não se deve esperar sequer descobrir algum dia qualquer fórmula milagrosa de combatê-las.

O que se pretende é que as pessoas aprendam a conviver com os seus padecimentos e controlá-los, descobrindo, entretanto, as inúmeras agressões que cometem diariamente, piorando-as.

O asmático que fuma, o diabético que come doce, o cardíaco obeso, o hipertenso nervoso, o dispéptico glutão, etc., não terão sossego de seus ataques e agravarão inexoravelmente a sua doença se não mudarem o seu comportamento *diário*. Poderão procurar vários médicos de maior ou menor título acadêmico, poderão até ir ao exterior à procura da última novidade, que pouco adiantará para a evolução da moléstia se o *próprio paciente não se cuidar.*

A nossa paciente hipotética que está com o problema nas costas, com dores na coluna, apesar de todos os tratamentos que os médicos lhe recomendaram, foi pouco informada sobre o que *ela própria* deveria fazer por sua espinha. Isso aconteceu por dois motivos:

1. Os próprios médicos estão pouco familiarizados com os padecimentos da coluna, sua orientação e acompanhamento.

2. As informações médicas aos pacientes nas várias doenças crônicas são curtas: "No diabete, não coma açúcar e talvez mais dez
outros alimentos. Na hipertensão, diminua o sal e mais três ou
quatro recomendações e assim por diante". No entanto, para a
espinha, há uma enorme série de recomendações: como sentar,
andar, trabalhar, carregar peso, colchão, sapato, etc., que devem
ser explicadas ao paciente. Este, por sua vez, fica tão aturdido e
confuso que deixa de segui-las.

O médico, no horário de uma consulta, poderá, no máximo, no verso
do bloco de receitas, dar algumas explicações sumárias da moléstia,
explicando parte da evolução e alguns tipos de cuidados.

Contudo, o doutor, na maioria das vezes, não é um bom desenhista e, no consultório, o paciente está angustiado e nem tem condições
de imaginar uma coluna na sua posição parcial, tampouco consegue
guardar a totalidade das informações. Por tudo isso, o esforço da explicação fica em vão.

Na clínica particular e no ambulatório do Hospital do Servidor Público Estadual de São Paulo, resolvemos reunir várias pessoas
portadoras de dores na coluna, de vários níveis culturais e sociais, e
explicar-lhes os problemas médicos e posturais com *slides* e figuras
para lhes dar esclarecimentos amplos e detalhados sobre os distúrbios
da coluna e indicar quais os meios possíveis de corrigi-los.

Em uma série de três aulas, mostramos a constituição da espinha,
por que dói e onde acontecem as agressões diárias em suas atividades
normais. Ensinamos uma pequena variedade de exercícios porque, de
um modo geral, as pessoas não gostam de fazer ginástica e, diga-se de
passagem, na maioria das vezes, quando mal executada, piora as dores.
Damos grande importância à tensão muscular resultante de problemas
posturais errados e decorrentes de tensões psíquicas, incluindo nessa
área os problemas de ordem sexual e psicossomáticas. E ensinamos um

"autocontrole" por meio do relaxamento do *treinamento autógeno*, para diminuir a dependência em relação aos calmantes e ficar menos tenso.

A publicação deste livro passou a ser uma exigência natural para complementar esse curso de orientação postural que passamos a administrar periodicamente a partir de 1973, no Serviço de Ortopedia e Traumatologia do Hospital do Servidor Público Estadual de São Paulo, ao grande número de pacientes daquele ambulatório e às pessoas interessadas que procuraram o Centro de Atualização Cultural.

Desde o início de nossa atividade médica, em 1960, temos procurado, por meio de imprensa leiga e de livros, dar, em linguagem acessível, o maior número de informações sobre as várias moléstias orgânicas. Percebemos que as pessoas temem mais o que ignoram do que algo que sabem, mesmo quando é grave ou sério. É evidente que há limitações a quem se deve informar e o que se deve explicar. No entanto, de modo geral, as pessoas, de posse de inúmeras informações parciais acessíveis por meio da TV e dos curtos artigos das revistas e jornais, exigem muito mais do que simples dados superficiais sobre seus padecimentos.

Um apreciável número de pacientes, de posse desses informes, segue à risca todas as recomendações e obtém melhora nítida das dores.

Nota-se também uma acentuada diminuição do número de vezes que as incômodas "dores na coluna" voltam e precisam de cuidados médico-ambulatoriais, desde que cuidem da postura e pratiquem o relaxamento.

Feito um levantamento estatístico pelo Serviço de Relações Públicas do HSPE, constatamos que quase a unanimidade dos pacientes se referiu às aulas como método adequado e eficiente de aprender a "viver com a coluna que tem". O número de indivíduos com distúrbios de coluna tem aumentado porque, provavelmente, o homem moderno passa muito tempo sentado, sem fazer exercícios, tenso, comendo em excesso e trabalhando em posições viciosas. Talvez, receitando menos remédios e mais informações às pessoas, principalmente aos jovens, terão no futuro menos problemas de coluna.

Por solicitação de um grande número de pessoas, que não conseguiram captar vários detalhes dessas aulas e sentindo que realmente um livro poderia dirimir as dúvidas mais facilmente, e tendo talvez a pequena pretensão de colaborar com os inúmeros colegas reumatologistas, ortopedistas, neurologistas, fisiatras e clínicos gerais, é que este livro foi escrito.

O Autor

1

Quem deve tratar da sua coluna é você

Antes de recomendarmos o curso aos pacientes fazemos um exame clínico minucioso, com o estudo radiológico das diversas partes afetadas e, inclusive, explicando-lhes a radiografia da coluna, a fim de afastar dois tipos de problemas:

1. as doenças de outras áreas que podem causar dores na coluna; e
2. afecções tumorais ou inflamatórias próprias da coluna que serão explicadas em um capítulo em especial e que exigem outras medidas terapêuticas, além de posturais.

No consultório e no Hospital, recebemos os pacientes com problemas de coluna e que já percorreram uma quantidade razoável de outros colegas médicos, como: reumatologistas, ortopedistas, fisioterapeutas, neurologistas, psiquiatras, sem contar a enorme quantidade de massagistas, acupunturistas e curiosos que receitaram algum medicamento ou fizeram alguma "manobra" ou "manipulação" de coluna.

O que a maioria desses profissionais médicos faz com conhecimento de causa é receitar uma série de medicamentos e medidas fisioterápicas para superar um episódio *agudo* que surgiu no decorrer da moléstia crônica da coluna.

No entanto, não podemos deixar de reconhecer o fato de leigos e massagistas que, atuando sem explicações científicas, mas com muita ousadia e habilidade manual, resolvem inúmeras vezes um ataque doloroso *agudo* desse terrível problema crônico que são as "dores nas costas". Nós aproveitamos ambos os ensinamentos: dos textos médicos procuramos obter o maior número de informes sob a constituição anatômica e funcional da coluna e as principais causas originárias da dor. Contudo, baseados nos sucessos inegáveis de alguns massagistas e leigos, acupunturistas e fisiatras da escola do Prof. James Cyriax (Londres), também fazemos as "manipulações", as "massagens" para a melhoria dos episódios agudos; porém, sempre analisando a história anterior, realizando um estudo radiológico e principalmente um exame clínico minucioso.

E depois de vários anos de atividade com essa conduta podemos afirmar, sem qualquer dúvida, que apesar do número de profissionais e leigos que se dispõem a tratar de sua espinha nos consultórios e clínicas, quem realmente deve cuidar da sua coluna é *você mesmo*. Porque, enquanto faz o tratamento fisioterápico, naqueles dez ou quinze dias em que toma a medicação, a sua atenção está voltada para a coluna e as agressões que você pratica contra ela ficam diminuídas. Nesse período, *qualquer que seja o tipo de tratamento que faça* – nas fases iniciais e agudas dessa doença crônica da coluna – *você terá um alívio*. Mesmo que não faça nada, nem tome medicamentos ou se submeta a fisioterapia, em 80% dos casos a dor melhora somente com o repouso adequado, associado a uma forma de relaxamento.

No entanto, se não cuidar dos seus problemas de postura e das agressões psíquicas a vários componentes da coluna, você passará em pouco tempo a ser um frequentador de todos esses tipos de médicos e de clínicas.

Quem tem um problema crônico de dores na coluna tem que saber que a posição do corpo e da espinha no tipo de atividade que desempenha não está sendo adequada e se momentaneamente melhorou, mas continuar a fazer tudo errado como antes, não tenha dúvida que a dor voltará. A seguir, dois casos reais, para exemplificar.

2

D. MAGALI, A SECRETÁRIA EFICIENTE

Eis o que aconteceu com D. Magali, secretária de uma importante organização financeira. Moça sadia e muito alegre. Aos 20 anos teve a sua primeira "dor nas costas", depois de passar uma semana inteira digitando o relatório anual da diretoria. Tomou um analgésico dado por uma colega de serviço, que aliviou o dolorimento.

Depois de uma semana, após colaborar nos afazeres domésticos, teve uma nova dor que, para desaparecer, necessitou tomar durante quase uma semana inteira analgésicos, receitados pelo vizinho e pelo farmacêutico. Passou bem uns seis meses, até que marcou o casamento e passou a trabalhar mais tensa e dormir pior, por ter tanta coisa para pensar.

Um dia, teve forte dor nas costas, com irradiação para as pernas, que a obrigou a ir a um médico clínico, que lhe deu calmante, analgésico e repouso por uma semana. Contudo, D. Magali achou tudo isso exagerado; uma semana depois, porém, ainda estava com dolorimento. Foi a um bom "massagista" recomendado pelo tio do noivo. Feita a massagem e com aplicação de calor local realmente teve uma melhora acentuada. No entanto, passado o episódio agudo continuou a trabalhar e a viver tensa como antes, até que, após oitos meses, teve nova agudização exatamente igual à anterior, mas nem foi ao médico. Tomou a mesma receita sem muito resultado e foi direto ao massagista, que dessa vez já não foi tão eficiente. Como era época de balanço, acabou fazendo um repouso relativo.

O casamento foi adiado para seis meses mais tarde. Novo período de tensão, pois pela eficiência no serviço foi promovida na empresa, mas o noivo e a família estavam tornando-se irritantes pelas sucessivas referências à data do enlace. Dores nas costas eram difusas e pioravam na época das menstruações, pois sentia muito cansaço nas pernas. Casou-se e continuou trabalhando. Depois de três meses engravidou, pois deixou de tomar o anticoncepcional que lhe atacava o sistema nervoso. Teve que parar de trabalhar, pois as dores nas costas pioraram. Com a gravidez em evolução, D. Magali passou a não ter a mesma eficiência para dirigir o escritório. As inúmeras ausências ao serviço eram causadas pelas dores difusas, pelo formigamento nas mãos e nos pés. Fez um acordo e saiu do emprego. O esposo insistiu para que ficasse sem trabalhar até dar à luz.

O parto foi normal, nasceu um belo menino de 3 quilos e 800 gramas. Logo na semana seguinte, ao se abaixar para trocar o bebê, D. Magali teve novamente aquela terrível dor no final da coluna. Que fazer? Justamente agora que precisava cuidar do bebê! A sogra conhecia um médico ortopedista infalível que pediu uma radiografia cujo resultado foi normal. ("Então, por que dói tanto?"). Fez uma receita, indicou fisioterapia e infiltrações. A melhora foi relativa. Completou o tratamento com um "bom massagista".

Depois de um ano, D. Magali queria voltar a trabalhar. E, com sua experiência, obteve um bom emprego.

Trabalhava oito horas no escritório, sendo que seis horas passava digitando e ainda cuidava parcialmente da casa e do bebê. É verdade que tinha ajuda da mãe do marido, porém, aos 26 anos, D. Magali perdeu aquela disposição para a vida. Estava sempre cansada, não tinha vontade de sair. Para encurtar a história, os episódios de dores na coluna passaram a ser ora no pescoço, ora na região lombar, e cada vez um cortejo diferente de injeções de analgésicos, vitamina B12 em altas doses, pílulas, fisioterapia, massagens e até acupuntura, com relativa melhora, mas com piora progressiva de humor, em razão do maior número de episódios de dor e dos tratamentos realizados.

O que D. Magali precisava desde o início eram informações sobre seus problemas posturais, como digitar corretamente, a posição da mesa, da cadeira, a altura do teclado do computador, a posição de como copiar os manuscritos, como atender ao telefone, e assim por diante. Enfim, como evitar as agressões que D. Magali fazia à coluna, *torcendo-a* todos os instantes de várias maneiras, em todas as horas, por inúmeros dias, semanas e meses, até que, com o passar dos anos e repetindo a radiografia, surgiram sinais de sofrimento da coluna.

D. Magali não deixou de se tratar, pois foi a médicos de várias especialidades e fazia rigorosamente o que lhe recomendavam os fisioterapeutas. Chegou até a emagrecer e fazer um período de ginástica. No entanto, o que essa paciente não fez, por não ter sido orientada, foi descobrir a maneira de não agredir a coluna. Hoje, com 32 anos de idade, dois filhos, um emprego de funcionária pública, com uma mãe viúva e idosa em casa, com problemas de relacionamento com o marido, D. Magali é uma mulher que procura *exageradamente* os médicos do Hospital com inúmeras ausências ao serviço. Não toma calmante porque erradamente ouviu dizer que "vicia", os analgésicos por via oral fazem mal para o "fígado", injeções já tomou todas. Fisioterapia já fez um sem-número de vezes, obtendo um alívio parcial. Alguns dos médicos não lhe receitam mais porque acreditam que suas queixas sejam um simples pretexto para faltar ao serviço. O pior é que agora já não consegue perder peso, pois, quase sem comer nada, engorda sem parar.

Dorme mal, periodicamente tem crises de choro e sente que o relacionamento com o marido, sob o ponto de vista sexual, está se configurando como um fracasso total. Antes se queixava de que estava nervosa e obtinha uma espécie de censura dos colegas de serviço, do marido, da sogra. Agora, diz que as "dores nas costas" estão intoleráveis e com isso obtém um pouco mais de atenção e simpatia. Já está usando colete lombar e colar cervical; mesmo assim trabalha digitando erradamente e alternando com períodos de licença para o tratamento médico.

Este caso verdadeiro pode servir para uma multidão de pessoas. É só variar os detalhes. O que falta a D. Magali é uma revisão geral no seu modo de vida, quer físico (postural), quer psíquico.

Será que ela terá coragem para fazê-lo? Ou será mais fácil continuar carregando uma "dor nas costas" com nítido conteúdo psicológico para o resto da vida?

Acreditamos, baseados no exemplo de inúmeros casos semelhantes ao de D. Magali, que ela não está informada de onde se iniciaram os seus sofrimentos e o que os está perpetuando. Nas inúmeras consultas que fez, nenhum médico deixou de lhe dizer que isso tudo é devido ao "sistema nervoso". Mas e daí? O que fazer para melhorar esse nervoso e essas dores?

A grande maioria das pessoas amadurecidas psicologicamente, dando-lhes informes corretos, poderá autoajudar-se, resolvendo esse terrível estigma incapacitante de portador de um problema crônico na coluna.

SR. JOÃO PAULO, O EMPREGADO QUE DEIXOU DE SER EXEMPLAR

O outro caso verdadeiro é o do empregado têxtil João Paulo, que trabalha em uma fiação desde os 18 anos, levantando fardos mais ou menos de 10 a 15 quilos de uma máquina para outra.

Um dia, após um jogo de futebol de fim de semana, teve uma dor nas costas que o impediu de trabalhar na segunda-feira. Foi ao ambulatório da empresa, onde o médico lhe receitou um analgésico e, por conta própria, João colocou um "emplasto" para ajudar.

Continuou a trabalhar regularmente até que duas semanas depois teve que levantar um peso e sentiu novamente a dor, desta vez de intensidade maior, impedindo-o de levantar o corpo. O chefe do pessoal rotulou o episódio de Acidente de Trabalho – "distensão da coluna" e João foi encaminhado ao seguro. O médico ortopedista receitou forno de Bier, analgésico e mais dois dias de repouso. No fim desse período, o dolorimento continuava e João Paulo achou melhor não voltar de imediato para o serviço, com medo de se agravarem as dores. Foi-lhe dada mais uma semana com a mesma medicação e também recomendado que trocasse de colchão. Como não estava em boas condições financeiras, não o fez.

Esse período coincidiu com uma série de problemas afetivos; teve um atrito sério com a noiva; um amigo muito íntimo morreu afogado; além do desequilíbrio financeiro decorrente da ausência ao serviço e do tratamento. Psicologicamente, ficou muito deprimido e discutiu com o médico do seguro que lhe deu alta. "Então, o senhor quer que eu trabalhe doente?".

Na volta ao trabalho, teve rendimento menor, com certo cuidado inicial, que foi logo abandonado porque ele achou que estava bom. Ficou assim por dois anos, quando se acentuaram os problemas depressivos de João Paulo em relação aos seus companheiros de serviço, sua noiva e familiares. Na realidade, nesse período não se sentia muito bem, tinha um cansaço nos braços e pernas, indisposição para jogar bola e divertir-se. Apresentava muita azia, queimação e alimentava-se mal. Ia ao médico da fábrica que dizia que "era nervoso" e que ele deveria se casar. Realmente isso pareceu-lhe uma boa ideia.

João Paulo, ao se casar com 26 anos, era magro, um pouco deprimido e preocupado em não contrair dívidas. Continuava na sua função de levantar fardos de 10 a 15 quilos nas oito horas de serviço, durante a semana inteira, por meses e anos a fio. Um certo dia, quando tomava banho e lavava os pés, teve aquela súbita dor na coluna com irradiação para a perna esquerda que o impediu de andar e trabalhar. E isso foi acontecer justo quando soube que ia ser pai!

Dessa vez, a dor estava demorando para ir embora. Analgésicos, fisioterapia, uma enorme carga de vitamina B12, cortisona, infiltrações, tudo foi tentado. Inclusive massagistas recomendados pelo chefe do pessoal, tudo sem resultado. João Paulo acabou sendo enviado para a caixa de Auxílio-Doença do Instituto Nacional de Seguridade Social (INSS), depois que passou o prazo de 15 dias sem conseguir trabalhar. Ali permaneceu por mais 30 dias em repouso e teve alta.

Contudo, a angústia e a crise depressiva de João Paulo aumentaram, primeiro porque ia ser pai, segundo porque a esposa, no período de gravidez, se mostrava quase impossibilitada de trabalhar, e terceiro porque as prestações estavam se tornando cada vez mais difíceis de serem saldadas em dia.

A melhora da dor na coluna foi razoável, mas não completa; os formigamentos dos dedos eram frequentes e o cansaço dos braços e pernas aumentavam e, por um grande período, não foi possível trabalhar. Solicitou transferência de seção na fábrica, passando a executar um serviço mais leve, mas que exigia uma agilidade e atenção maior para que a máquina não lhe cortasse os dedos.

Sentiu-se pior nessa nova seção e pediu para voltar à anterior, pois tinha "verdadeiro pavor" de ficar vendo a máquina com os fusos virar depressa demais e resultar em um acidente como a perda de um dedo. Voltando a levantar peso na antiga ocupação, surgiram novamente dores constantes, obrigando-o, com frequência, a tomar analgésicos.

De início, uma pílula por semana, depois as dores foram se acentuando, tornando-se necessárias três a quatro pílulas diárias, além dos calmantes. O filho nasceu de parto cesariano e isso quase tirava a possibilidade de a esposa voltar ao trabalho tão cedo. As inúmeras faltas ao serviço e a queda de rendimento de João Paulo foram as razões pelas quais foi dispensado da fábrica.

Para encurtar a história, João Paulo, atualmente com 35 anos, casado, com dois filhos, "nervoso", não dorme bem, já esteve em quatro empregos em que não se adaptou. Esteve três períodos no Auxílio-Doença do INSS, onde os médicos dizem que a "radiografia" de coluna deu "bico de papagaio" e que isso não o impedia de voltar ao trabalho. Já esteve inúmeras vezes no psiquiatra, que lhe tem receitado comprimidos para o estado depressivo, mas que não pode comprar com frequência . Os médicos do INSS diziam que o problema era "o sistema nervoso" e que ele devia procurar uma vida mais tranquila. Não pode usar colete, pois isso o impede de trabalhar; e não tem outra alternativa a não ser ir de médico em médico à procura de outra solução.

Em um levantamento feito pelo INSS, consta que a dor nas costas está entre as principais causas de aposentadoria por invalidez no Brasil. Em 2014, foram mais de cem mil afastamentos registrados, um aumento de 4% em relação a 2013.

A evolução do problema de João Paulo talvez tivesse sido outra se, ao lado do tratamento médico, lhe fossem ensinadas atitudes posturais corretas de como levantar peso e se o orientassem para outro tipo de serviço.

Ainda é um assunto controvertido se o componente psicológico da angústia, temor, tensão emocional antecede as "dores de coluna" ou se surgem em primeiro lugar às dores na coluna e depois sucede uma série de distúrbios psicológicos associados, dando assim origem a uma doença psicossomática.

Há inúmeros casos em que os pacientes não têm amadurecimento suficiente para perceberem que se autoagridem por meio de um sintoma ou de uma dor. Uma asma rebelde, um eczema frequente, uma colite constante, uma pressão muito elevada são alguns exemplos de doenças psicossomáticas reais. Alguns problemas de coluna também podem se transformar muitas vezes, sem o paciente querer, em uma espécie de problema crônico desse tipo. Nesses casos, além de corrigir os problemas posturais, deve-se, com auxílio de um médico, rever todos os problemas existenciais e psicológicos, a fim de que se atinja o objetivo de eliminar esses padecimentos crônicos.

Tanto o caso de D. Magali, que agredia a coluna com *torções* e má postura ao digitar, como o de João Paulo, que o fazia *levantando pesos* várias horas por dia, são exemplos de que, na realidade, faltaram informações sobre postura na vida diária.

A grande maioria de pacientes, depois de resolvido o problema agudo da dor na coluna, tanto no pescoço como nas costas, não recebe informes de como se devem evitar novos ataques. Aqueles que recebem essas informações também não aceitam facilmente mudar seus hábitos antigos: de dormir, sentar, evitar esforços, levantar peso, evitar torções e estiramentos, para que a coluna não seja constante e diariamente agredida.

Isso acontece em várias outras moléstias crônicas. Vamos exemplificar com o que ocorre com o paciente que teve um ataque cardíaco, por causa de um infarto.

O paciente geralmente fica um período sob cuidados médicos e de controles laboratoriais, mesmo sem sentir nada. O cardiologista obriga esse tipo de paciente a mudar alguns hábitos, sob pena de o paciente, se não o fizer, arriscar-se a morrer.

O tipo de trabalho é revisto, incluindo-se hora adequada para descanso e para as refeições. As tensões psicológicas são localizadas e, em inúmeros casos, o médico recomenda encerrar um tipo de atividade comercial ou trocar de ramo profissional desde que seja financeiramente possível.

A dieta passa a ter rígido controle, inclusive o emagrecimento, além de uma programação de exercícios físicos diários compatíveis.

Os infartados, com muito receio, submetem-se a essa série de exigências e a visitas médicas constantes com exames adequados porque admitem que, se advier um novo ataque, poderá ser fatal.

No problema da coluna, os casos mortais felizmente são nulos e os hábitos a serem modificados são muitos. Por isso, há tanta dificuldade em se obter o apoio dos pacientes para todas as medidas preconizadas. É por essa razão que se vão acentuando as dores e os episódios agudos repetitivos.

Essa é a principal mensagem: o paciente com problemas da coluna precisa ter a coragem de decidir evitar novas dores, modificando sua postura na vida diária, principalmente no trabalho, diminuindo o peso corporal e colocando em ordem os problemas psicoafetivos (ou, pelo menos, identificando-os). Precisa ter até a coragem de trocar de tipo de trabalho ou emprego, ou mesmo tomar uma atitude firme de afastamento em relação ao cônjuge, aos pais ou outros familiares, sob pena de não melhorar de seus padecimentos. Não transferir aos médicos nem aos remédios a resolução de um problema que cabe inteiramente ao próprio paciente decidir para melhorar, ou seja, "sarar".

RESUMO

1. *O ataque agudo de uma dor na coluna é sinal de que alguma coisa não está bem, principalmente relacionada com os problemas posturais.*

2. *Todos os tipos de tratamentos – médicos, fisioterápicos, medicamentos ou manipulações – são válidos desde que sejam feitos por pessoas conscienciosas e precedidos por um estudo clínico, radiológico e atento exame físico. Esse é um tratamento que deve ser feito por profissionais.*

3. *Passado o episódio agudo, deve-se tratar dos problemas posturais no emprego, no lar, ou seja, na vida diária. Essa é uma modificação que deve ser feita por você, para o resto da vida. Este livro pretende dar uma ajuda para realizá-la.*

4. *Os problemas psicológicos, não importa se antecedem um distúrbio de coluna, devem também ser avaliados, principalmente aqueles ligados à esfera sexual, vida afetiva e familiar.*

5. *A obesidade, assim como a própria "dor na coluna", para muitas pessoas, está diretamente relacionada e, na maioria das vezes, tem a mesma origem psicossomática.*

6. *Quem orienta o tratamento são os médicos, mas quem cuida da sua coluna é você.*

2

Anatomia da coluna

A coluna vertebral sob o ponto de vista de engenharia é de uma constituição perfeita. Imaginem a coluna de um prédio que tivesse que suportar toda a estrutura e ao mesmo tempo movimentar esse prédio. Seria "impossível". Mas a espinha faz isso.

CONSTITUIÇÃO ÓSSEA

A coluna é formada por 33 ossos chamados *vértebras* e está dividida em 4 regiões:
1. cervical (pescoço), com sete vértebras;
2. torácica ou dorsal, com doze;
3. lombar, com cinco;
4. sacra, com cinco vértebras que se fundiram em um só osso, chamado sacro, e a região do cóccix, com três ou quatro vértebras que também se fundiram em um só osso, o cóccix. É a região sacrococcigeana.

Assim, consideramos para todos os efeitos a coluna vertebral formada por 24 vértebras e dois ossos: o sacro e o cóccix (Figura 1).

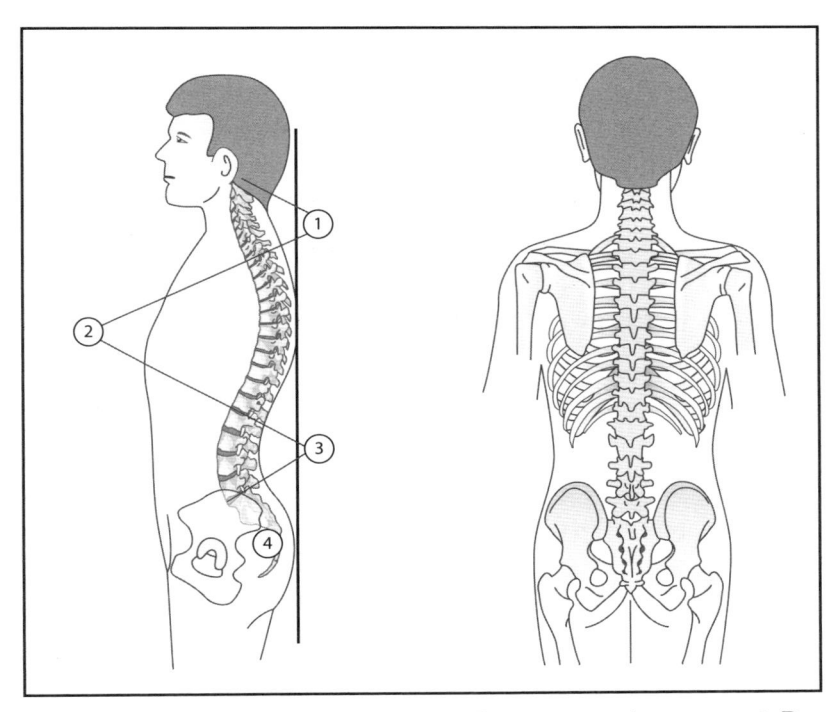

FIGURA 1 Regiões da coluna vertebral: 1. Região cervical – pescoço. 2. Região dorsal ou torácica – tórax. 3. Região lombar. 4. Região sacrococcigeana.

Essas vértebras têm formas diferentes conforme a região, mas, de uma maneira geral, podemos dizer que todas têm em comum uma parte anterior arredondada, um orifício por onde passa a medula e uma região posterior formada por três asinhas. A região anterior ao orifício, por onde passa a medula, desempenha a função de sustentação. As regiões posteriores formadas por três asinhas são: duas laterais, chamadas *apófises transversas*, e uma posterior, *apófise espinhosa*.

Essas três apófises funcionam como um verdadeiro leme de um navio, pois são elas que dão a orientação do movimento da coluna. Também variam de tamanho e forma, conforme a região da coluna.

ARTICULAÇÕES DE COLUNA

A coluna, como já vimos, é formada por uma série de ossos que se articulam entre si, permitindo desempenhar sua função de, ao mesmo tempo, ser eixo de suporte do organismo e o apoio responsável por todos os movimentos do corpo. Isso é possível por dois tipos de articulações que existem na coluna: 1) entre um corpo vertebral e outro (Figura 2), existe o *disco intervertebral* que faz uma espécie de "amarra" entre uma vértebra e outra, sendo que quase não existe movimento

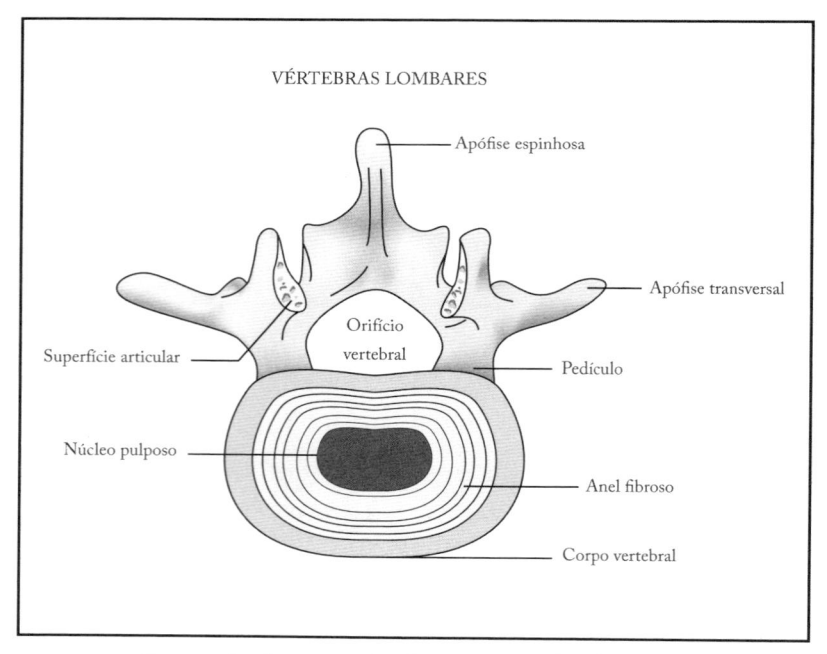

FIGURA 2 Anatomia de uma vértebra típica e do disco intervertebral. O corpo vertebral, à frente, tem acima o disco intervertebral (anel fibroso e núcleo pulposo). O orifício vertebral, de várias formas, conforme a região (na figura tem forma triangular), é por onde passa a medula nervosa. Atrás, as três asinhas; duas apófises transversas e uma apófise espinhosa. Uma vértebra encaixa-se na outra pela superfície articular.

entre duas vértebras; 2) as vértebras, na sua parte posterior, se encaixam umas nas outras, deixando uma superfície bastante móvel que orienta os movimentos da coluna. Essa articulação é do tipo que se pode encontrar no dedo da mão entre uma falange e outra. Tem superfície articular e um *líquido sinovial* para lubrificar esses movimentos.

A coluna tem algumas articulações especiais que devem ser conhecidas, pois têm influência fundamental na sua *postura*.

- Cabeça – O pescoço, através da 1ª e 2ª vértebras, chamadas atlas e axis, serve de apoio para uma articulação extremamente complexa que deve suportar o encaixe do crânio.
- Costelas – As vértebras torácicas e dorsais são menos móveis e, em consequência, as que menos se desgastam se comparadas às das regiões do pescoço e lombar, pela firme articulação das apófises transversas com as costelas.
- Bacia – O osso sacro é ligado à coluna lombar e está firmemente preso ao osso ilíaco de cada lado, constituindo a bacia óssea onde se desenvolve o feto na gravidez e se localizam inúmeras vísceras.

ORIFÍCIO DE CONJUNÇÃO

O encaixe de uma vértebra sobre a outra é perfeito, ajustando-se bem na frente, na posição horizontal, e na parte de trás, na posição vertical, deixando, entretanto, o orifício entre uma vértebra e outra que pode ser visto na coluna na posição lateral (Figura 3). É conhecido como *orifício de conjunção*.

Esse orifício é que permite a saída dos nervos espinhais ou raquidianos, um de cada lado da coluna.

A importância desse orifício é fundamental para explicar a dor das diversas regiões da coluna, como veremos adiante, pois é aí que o nervo fica estrangulado.

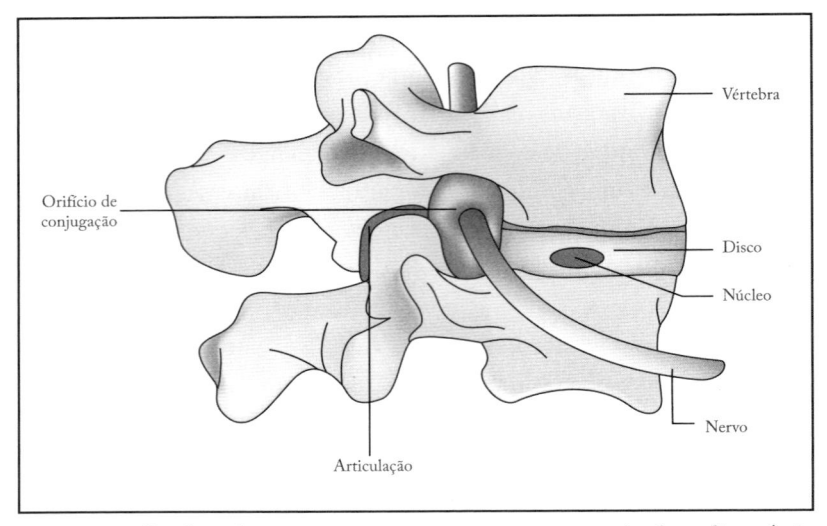

Vértebra

Orifício de conjugação

Disco

Núcleo

Nervo

Articulação

FIGURA 3 Orifício de conjunção e seus componentes: vértebra, disco (núcleo), articulação e nervo.

DISCOS INTERVERTEBRAIS

São os elementos que unem um corpo vertebral ao outro. Se analisarmos o disco, podemos verificar que é formado por duas partes, uma porção externa fibrosa (*annulus fibrosus* ou *anel*) e uma porção interna mais gelatinosa – o *núcleo pulposo* (Figura 2).

A parede externa do disco (anel) é formada por uma espécie de ninho fibroelástico que mantém o núcleo no seu interior. Esse núcleo, que é gelatinoso, funciona como um absorvedor hidráulico de choques, permitindo um deslocamento do peso exercido sobre ele para a estrutura fibroelástica do anel. O núcleo tem uns 80% de água até o início da adolescência e depois essa porcentagem vai diminuindo com a idade e com os traumatismos (batidas diretas ou erros de postura). A perda da forma gelatinosa do núcleo faz com que as pressões internas aumentem sobre o anel que, com isso, perde, de início, a elasticidade e, posteriormente, pode romper-se.

16

O disco intervertebral não tem artérias ou veias. Isso significa que não recebe alimentação direta, mas indiretamente, através da cartilagem que recobre o corpo vertebral que filtra uma série de substâncias. Por meio da alternância do relaxamento e do aperto dos componentes do anel fibroso é que o disco intervertebral pode receber alimentação adequada. E isso ocorre principalmente no período noturno, quando a pessoa dorme e as pressões sobre o disco diminuem por estar deitada. O disco altera-se quando a sua estrutura fibroelástica sofre várias "rachaduras" por ação de traumas, posturas erradas e idade. O núcleo perde sua constituição físico-química com o passar dos anos e pode se alterar completamente. A esse conjunto de modificações damos o nome de *discopatia*, ou seja, *doença do disco intervertebral*. Como o disco lesado tem as características dos distúrbios produzidos pela *artrose*, na articulação, a lesão é denominada também de *discartrose*.

Em alguns casos, o núcleo se mantém íntegro e, por um movimento intempestivo (levantar um bujão de gás ou trocar um pneu), é expulso por algumas daquelas rachaduras existentes no "anel fibroso", formando, consequentemente, a *hérnia de disco*, que veremos mais adiante.

Um disco alterado, com discopatia ou discartrose, deve continuar a desempenhar suas funções dentro do conjunto da coluna as quais são aguentar o peso da pessoa e colaborar na movimentação corporal.

No entanto, a degeneração de um disco faz com que sua atuação fique alterada e tenha que desempenhar uma função para a qual não está mais preparado. O disco normal tem um núcleo gelatinoso e um anel fibroelástico que amortece o peso do corpo que o disco tem que suportar, sem se deformar, achatando-se durante o dia e voltando ao normal à noite.

No disco degenerado ou lesado isso não ocorre mais e a "pressão" que as vértebras fazem sobre esse disco produz uma força que se transmite diretamente sobre o disco, provocando o seu achatamento e fazendo com que o disco seja deslocado da sua posição normal. Então ocorre como em um sanduíche de hambúrger, em que o pão de cima e o pão de baixo são os corpos vertebrais, e o hambúrger, o disco. Na hora da mordida, a mão aperta o pão de cima sobre o de baixo e há um deslocamento de hambúrger por toda a superfície circular do pão, em alguns lugares mais e em outros menos, saindo de seu local por pressão, assim como o disco que sai de sua posição normal por ter que aguentar o peso do corpo.

Esse "pedaço" de disco que sai por "pressão do peso" tem que se deslocar para fora do corpo vertebral; porém, não pode ficar solto no ar. Para isso, o organismo faz uma espécie de prateleira fibrosa que depois de algum tempo se calcifica, transformando-se em osso. É o que os médicos chamam de *osteófitos* e os leigos denominam de *"bico de papagaio"* em razão do aspecto que adquirem na radiografia, semelhante ao bico da ave (Figura 4)

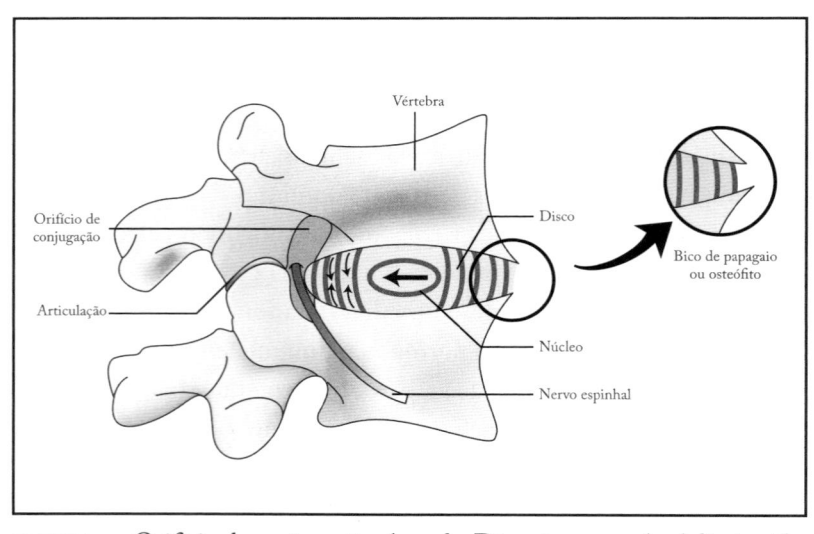

FIGURA 4   Orifício de conjugação alterado. Disco intervertebral diminuído, vértebras com osteófitos e articulações sem espaço articular. Tudo isso comprime os nervos. Compare com a Figura 3.

Portanto, esse "bico de papagaio" é uma proteção de que o próprio organismo lança mão no sentido de calcificar não só uma parte do disco como uma saliência da vértebra que o sustenta.

Os osteófitos que causam dano são os posteriores, pois apertam a saída da terminação nervosa do orifício de conjugação e com isso provocam a dor.

A maioria das pessoas em que, com o passar dos anos, o disco vai se desgastando e saindo do seu local anatômico apresenta esses "bicos de papagaio" que por si só não são a causa da dor.

NERVOS ESPINHAIS OU RAQUIDIANOS

A medula espinhal, situada dentro da espinha, corresponde a um prolongamento do sistema nervoso central localizado no cérebro. A medula espinhal libera os nervos espinhais que se movem de cima para baixo, ou seja, os da região do pescoço vão para os braços; os localizados no dorso dão a volta no tórax; os da região lombar vão para as pernas. Os nervos raquidianos que saem da medula são mistos, tendo um ramo anterior ou *motor* e um ramo posterior ou *sensitivo*, que se fundem em um só. Os ramos motores vão inervar os músculos da região, dando a possibilidade de movimentá-los. O ramo sensitivo vai para a pele, dando a sensação de dor, em uma distribuição, conforme se vê na Figura 4.

Os nervos que saem pelo orifício de conjugação ocupam, pela sua espessura, 1/4 a 1/5 do tamanho desse orifício, sendo o restante preenchido pelas veias, artérias e um tecido conjuntivo, frouxo, que pode sofrer um processo inflamatório e também colaborar no estreitamento da saída do nervo. Esses nervos, depois de saírem do orifício de conjugação, se juntam formando uma verdadeira rede que recebe o nome de *plexo*. Por exemplo, na região do pescoço e dos braços existe o plexo *cervicobraquial*. Na região lombar existe o plexo *lombossacro*, que é a origem do nervo ciático, muito conhecido (Figura 5).

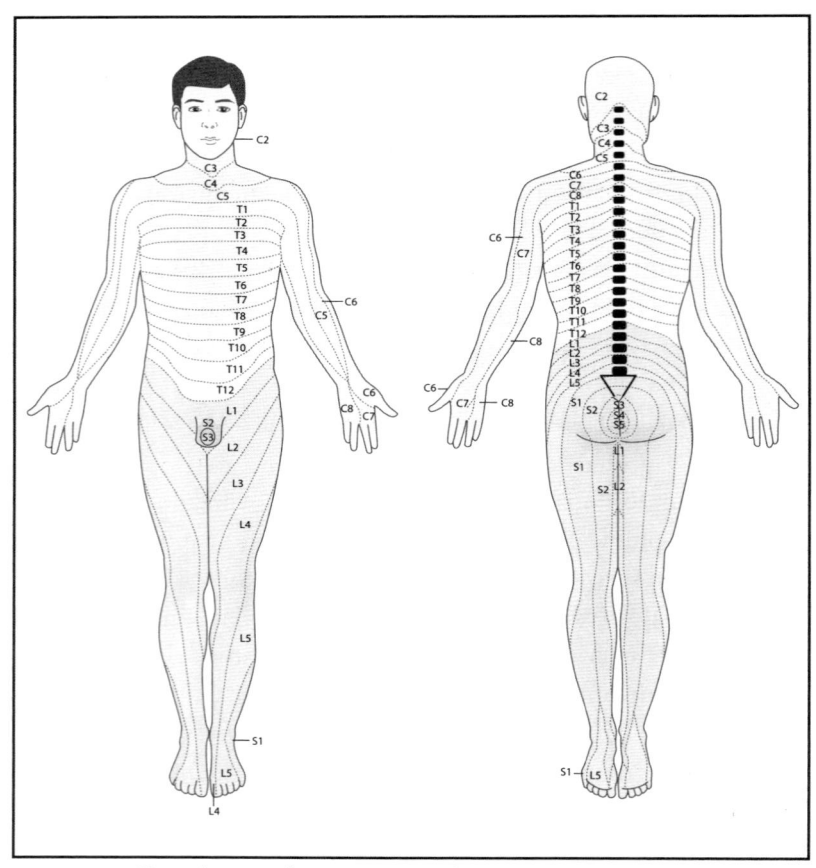

FIGURA 5 Distribuição dos nervos periféricos, que saem dos orifícios de conjugação de toda a coluna. Verifica-se que os nervos da região cervical vão para os ombros e braços; os nervos da região lombossacral, para as pernas e os pés.

A medula, assim como o cérebro, faz parte do sistema nervoso voluntário, ou seja, aquele que está sob o controle de nossa vontade. Agora estou com o braço levantado e quero abaixá-lo. O sistema nervoso voluntário, ou autônomo, divide-se em sistema nervoso central (formado pelo cérebro e a medula nervosa) e sistema nervoso periférico

20

(constituído pelos nervos raquidianos, que saem através do orifício de conjugação).

Além disso, existe o sistema nervoso involuntário, ou seja, aquele que não é controlado por nossa vontade e que fica na intimidade de todas as vísceras. O batimento do coração, o movimento do intestino, a contração da bexiga, a dilatação dos brônquios, a respiração, etc. são exemplos da ação do sistema nervoso involuntário que pode ser dividido por características que não cabem aqui analisar em sistema nervoso involuntário simpático e parassimpático.

Os distúrbios do sistema nervoso central são:

1. os do cérebro, muito complexos e amplos e dentre os quais, neste livro, faremos especial referência às psicoses e neuroses;
2. as alterações da medula nervosa são menos numerosas, mas, nos próximos capítulos, faremos referências às alterações tumorais.

O tema fundamental desta obra são os distúrbios dos nervos raquidianos: "dores nas costas", formigamentos, adormecimentos, etc.

As falhas do funcionamento do sistema nervoso involuntário são chamadas de diarreia neurovegetativas, hoje muito conhecidas da população. A elas nos referiremos nas próximas páginas. Os exemplos dessas distonias são inúmeros: choros frequentes, sem razão aparente; diarreia antes das provas; dor de estômago nos períodos de tensão; vontade de urinar ou palpitações nas épocas de medo, etc. São atitudes que não conseguimos controlar. A medicina moderna não conseguiu ainda descobrir exames laboratoriais para medir as distonias neurovegetativas, que podem ser confundidas com os problemas da própria víscera em si. Como identificar se o paciente que tem vontade de urinar a todo instante o faz por uma inflamação na bexiga ou porque está com algum temor? As dores, de maneira geral, trazem maior dificuldade de identificação. Quando uma dor é causada por um problema físico (cãibra, espasmo ou contração) ou por uma alteração psíquica de um distúrbio neurovegetativo? Ou seja, quando uma dor é "real" ou "imaginária"?

Os dois sistemas nervosos, o voluntário e o involuntário, acham-se muito ligados à altura do orifício de conjugação.

Existe um grupo de médicos que atribuem todos os distúrbios do corpo humano à coluna vertebral; são os *quiropatas*.

A acupuntura, a milenar arte oriental, aplica uma série de agulhas, talvez na saída dos ramos do sistema nervoso involuntário, obtendo melhoria de estados de distonia, que anteriormente não se tinham beneficiado com outros tratamentos. Nos países orientais, a acupuntura não é considerada uma atividade exclusivamente médica.

Na prática, observa-se que o sistema nervoso simpático, localizado no pescoço, pode produzir uma série de distúrbios, como: dor de cabeça, vertigens, distúrbios nasais, alterações da sensibilidade do rosto, barulhos no ouvido, apesar de os diversos componentes da região estarem íntegros. Em tratamento da coluna cervical temos percebido, em vários pacientes, uma melhora da surdez, a solução de problemas relacionados com o olfato e, principalmente, de solução de cefaleias crônicas.

Temos também visto, em inúmeros indivíduos com distúrbios de estômago, vesícula e urinários, alívio desses sintomas quando são tratados da coluna vertebral na região lombar. A explicação científica desses fatos ainda precisa ser pesquisada, sendo aqui referida como a existência de uma possível correlação.

LIGAMENTOS

São estruturas importantes na coluna que limitam os movimentos e têm capacidade de defender a espinha contra batidas, deslocamentos dos braços, da cabeça e das pernas.

Os ligamentos ficam, com toda certeza, alterados com os distúrbios das vértebras, discos, músculos; porém, ainda não temos meios clínicos e laboratoriais de diagnosticar os problemas relacionados com os ligamentos. Quando os leigos usam as expressões "entorse da coluna" ou "distensão na espinha", acredita-se que esses ligamentos foram afetados; porém, os músculos, as vértebras e os discos certamente também foram atingidos.

ARTÉRIAS E VEIAS

A circulação da coluna é feita abundantemente por veias e artérias. Na coluna cervical existe a *artéria vertebral* que corre paralelamente à coluna cervical e que, segundo o Prof. Kerr, de Estrasburgo, pode causar uma série de alterações relacionadas com equilíbrio, vertigem e inclusive distúrbios mentais.

MÚSCULOS

Os músculos da coluna, de maneira geral, são muito grandes, constituindo provavelmente as maiores massas musculares do organismo.

Esses músculos, se bem que formados precocemente no organismo do homem, só irão ter função depois de seu nascimento. Os músculos, ao começarem suas atividades após o nascimento, moldam as curvas da coluna. Assim, a coluna do feto no útero materno não tem curvatura e só existe um músculo em atividade, o ileopsoas. Depois, quando o bebê levanta a cabeça nas primeiras semanas de vida, está fazendo o primeiro movimento antigravitacional e daí surge a curva do pescoço.

Quando engatinha, está fazendo um movimento antigravitacional (veja no próximo capítulo) do tronco à custa do desenvolvimento e atividade dos músculos das costas e das nádegas.

Os músculos das costas da maioria dos animais não são tão fortes quanto os do homem, em que a musculatura deve manter a coluna em posição ereta, em pé, e não permitir que o corpo caia para a frente, para trás ou para os lados. Reparem a dificuldade que o cão tem em ficar em pé, sobre duas patas. Não fica mais que alguns segundos; porém, se ficar sentado, aguentará mais tempo porque a coluna se apoia sobre a bacia.

POSTURA

É um equilíbrio de forças musculares que "seguram" o corpo do homem para que fique em pé, em uma posição adequada que não causa danos às estruturas orgânicas.

Assim, existe um equilíbrio muscular que permite adquirir a postura adequada, entretanto, devemos notar as seguintes características:

- Os músculos da região posterior do corpo são maiores, mais volumosos e responsáveis pela manutenção da posição ereta (Figura 6).
- Os músculos da frente da coluna são fracos. No pescoço, os músculos estão de lado e correspondem ao esternocleidomastóideo. No abdome, correspondem ao músculo retoanterior da frente do abdome.
- A bacia, fator importante no equilíbrio da coluna, tem nas nádegas a musculatura posterior e um poderoso músculo chamado ilepsoas na face anterior.

Os músculos da coluna estão presos por uma aderência nas apófises transversais e espinhosas e no próprio corpo vertebral, como será explicado mais adiante.

CURVAS DE COLUNA

Pode-se ver na Figura 1 que a coluna de frente e de costas, na sua posição normal, em pé, não tem curvas. Vista de lado, constata-se que existe a curva do pescoço que se segue à curva da região torácica ou dorsal e a curva da região lombar. Essas curvas são chamadas de lordose, tanto na região cervical como na lombar, e cifose na região dorsal.

As curvas que surgem na posição lateral são chamadas de *escoliose* (ver Capítulo 15) e a acentuação da coluna torácica chama-se *cifose* (corcunda).

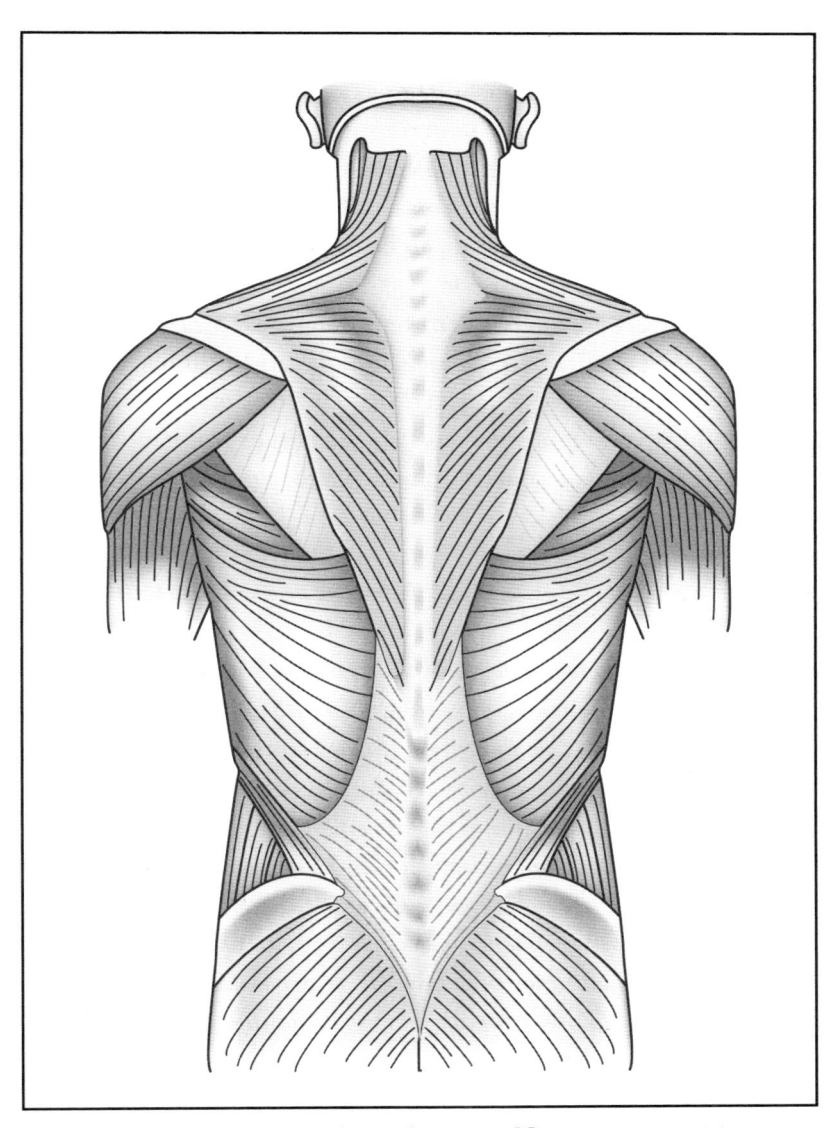

FIGURA 6   A poderosa musculatura das costas. Nota-se que são várias camadas musculares que permitem ao homem ficar em pé. As partes claras são as fáscias musculares, locais de inserções nos ossos da coluna, nos omoplatas e nos ilíacos.

MOVIMENTOS DA COLUNA

A coluna realiza movimentos de flexão (corpo para baixo), extensão (corpo para trás), lateroflexão (corpo para o lado) e rotação. Esses movimentos são realizados somente no pescoço e na região lombar à custa do pequeno movimento das vértebras locais e da coluna como um todo, sem dor. A região torácica, por causa das costelas, não se movimenta. O maior desgaste da coluna está, pois, localizado nos dois segmentos mais móveis. Na região cervical, na transição para o tórax, chamado de C5-C6-C7 (a letra C corresponde ao nome da vértebra da região cervical e o número representa a contagem da vértebra de cima para baixo). Na coluna lombar, esse segmento corresponde à área de maior movimentação L4-L5-S (ou seja, da quarta e quinta vértebra lombar e o osso sacro).

RESUMO

1. *A espinha tem 24 ossos chamados vértebras e dois denominados sacro e cóccix.*

2. *Cada vértebra tem uma parte anterior plana, redonda, que se articula horizontalmente, como moedas empilhadas através dos **discos intervertebrais** (são articulações pouco móveis). Esses ossos se articulam na região posterior através das superfícies longitudinais ou verticais, e estas juntas são as responsáveis pela totalidade dos movimentos da coluna. As vértebras, na sua parte posterior, se encaixam umas nas outras deixando uma superfície bastante móvel, que orienta os movimentos da coluna.*

3. *A articulação de duas vértebras consecutivas deixa um orifício de cada lado da coluna chamado **orifício de conjugação**, por onde passam os nervos espinhais e que constituem a chave da explicação das dores da coluna.*

4. *O disco intervertebral é formado de duas partes: uma fibroelástica, externa, chamada **anel** ou **annulus fibrosus** e outra gelatinosa, mediana, chamada **núcleo pulposo** ou simplesmente **núcleo**.*

5. *As alterações do disco são muito importantes para se compreender o mecanismo originário das dores da coluna, causando a **doença dos discos intervertebrais**, ou **discopatia**, também chamada de **discartrose**, que, geralmente, vem junto com os **osteófitos** ou "bicos de papagaio".*

6. *Os nervos espinhais são em trinta pares, correspondendo aos orifícios de conjugação da coluna e do sacro. Os nervos têm ramos **sensitivo** (dor, formigamento) e **motor** (dificuldade de movimento). Vários desses nervos se juntam em **plexos**. Agregadas a esses nervos há ramificações do tipo simpático, que se dirigem para as vísceras.*

7. *Ligamentos, artérias e veias da coluna não participam com evidência dos problemas das dores da espinha.*

8. *Os **músculos** são um dos constituintes mais importantes na explicação das dores na coluna.*

9. *Os músculos que moldam as curvas da coluna são os maiores responsáveis pela postura correta e consequentemente ausência de dores nas costas.*

10. *As curvas normais do pescoço e da região lombar são chamadas de **lordose**. A curva lateral anormal é chamada **escoliose** e a acentuação da região torácica é conhecida como **cifose**.*

11. *É na coluna cervical (C5 a C7) e na coluna lombar (L4 a S) que a maioria das pessoas tem problemas porque são regiões de maior movimentação e sustentação, causando mais desgastes pelo uso.*

3

Postura
O equilíbrio adequado

A coluna vertebral é o centro de suporte do organismo humano, sendo pois o eixo e o centro de gravidade do corpo. Tem três funções:

1. *sustentação do organismo*: desempenhada por meio dos ossos da coluna, que são as vértebras, e pelos discos intervertebrais;
2. *movimentação do corpo*: realizada pelas articulações existentes na parte posterior das vértebras e, principalmente, pela musculatura;
3. *proteção*: a medula nervosa é um prolongamento do cérebro e constitui uma parte nobre do sistema nervoso central. Assim como os ossos do crânio protegem o cérebro, a coluna vertebral protege, como se fosse um estojo, a medula nervosa.

Vamos detalhar mais as duas primeiras funções da coluna, já que a terceira, a de proteção, é bastante óbvia.

SUSTENTAÇÃO DO CORPO

Nos animais que andam sobre quatro patas, a coluna não desempenha o papel de sustentação do corpo; por essa razão, praticamente, não há um desgaste. Os casos de discartrose ou de dores nas costas de cães, gatos ou cavalos, são quase desconhecidos.

No entanto, se analisarmos o homem na posição ereta, sobre dois pés, pode-se verificar que o eixo de sustentação passa pela coluna vertebral.

Todos conhecem a lei da gravidade, descoberta pelo sábio inglês Newton, que diz que os objetos tendem a cair no chão porque a Terra exerce uma atração como se fosse um verdadeiro ímã. Na evolução da escala animal, quando o homem começou a levantar-se do chão, estava tomando uma posição antigravitacional, ou seja, tinha que fazer uma força maior para vencer essa *força* de atração que é a gravidade. Repare o esforço que faz um bebê, quando começa a andar, para se levantar do chão. Está fazendo força com seus músculos ainda mal preparados para superar essa força da gravidade que procura atrair a cabeça, as vísceras e o tronco para o chão.

Assim, a posição ereta do homem sobre dois pés só foi possível graças à coluna e aos músculos. A coluna teve que se adaptar, e, em vez de ser um tubo rígido, passou a ter as curvas que já vimos na Figura 1. Os músculos também tiveram que se desenvolver em várias camadas nas costas para permitir que a coluna mantivesse a posição vertical, que é antigravitacional (Figura 6).

Assim, a manutenção da cabeça ereta só foi possível à custa da estrutura óssea da coluna cervical e do desenvolvimento dos músculos adequados no pescoço; caso contrário, a cabeça estaria sempre pendendo para o peito, em virtude do seu peso. O mesmo raciocínio aplica-se ao tronco. Dificilmente poderíamos ficar em pé, sem cairmos para a frente ou para trás, se não fosse a sustentação da coluna e a força realizada pelos músculos das costas.

MOVIMENTO DO CORPO

Toda posição que adquire o corpo no espaço corresponde a um novo eixo de equilíbrio adequado para que não se produza uma queda ao solo. Assim, no instante em que se procura levantar um objeto do chão, o centro de gravidade ou de equilíbrio do organismo é modificado, obrigando um grupo de músculos a se contrair e outros a relaxar para permitir que o corpo fique nessa posição, sem cair.

A cada instante o corpo humano executa seguidamente inúmeros movimentos, obrigando a coluna (vértebras, discos, articulações) e os músculos a uma ação constante de equilíbrio. Imaginem os movimentos executados pela ginasta Daiane dos Santos nos exercícios de ginástica ou de Neymar, na realização de um drible em um jogo de futebol. Além de sustentar o corpo equilibrado no espaço, por si só uma façanha, devem executar um movimento a mais que complemente a ginástica ou que impulsione a bola.

Esses movimentos são realizados graças às articulações da coluna e, novamente, sob o comando dos músculos; os discos e as vértebras influem relativamente pouco.

POSTURA ESTÁTICA

Assim, damos o nome de postura à posição que o corpo assume no espaço em função do equilíbrio desses quatro constituintes anatômicos: vértebras, discos, articulações e músculos.

A postura *estática* é o equilíbrio do organismo do homem na posição parada (em pé, sentado ou deitado) em uma situação em que não cause nenhum dano a essas estruturas apontadas e nem produza dor quando essa posição for mantida durante muito tempo.

Dessa forma, a postura estática, em pé, de um homem parado, é manter o olhar no horizonte, os ombros bem distendidos, o abdome não proeminente e os pés ligeiramente afastados entre si. Mesmo nessa posição existe uma grande variedade de *formatos* de coluna, todos normais e que têm algumas características de herança.

Por exemplo, as nádegas salientes de uma moça afrodescendente fazem com que a curva lombar da coluna fique mais acentuada, mas essa é uma característica que a jovem herdou, e não adquiriu. O mesmo sucede com a conformação óssea, maior ou menor, da bacia, característica de certos tipos raciais.

Isso significa que o problema de postura estática é influenciado por fatores hereditários que são difíceis de determinar, mas que se manifestam na conformação dos ossos em geral. É evidente que essa estrutura, apesar de ser de constituição própria, pode ser modificada pelos hábitos da civilização.

A postura da pessoa sentada passou a se alterar com o passar dos anos, em função do formato da cadeira, da mesa. O modo de o indivíduo andar variou por causa do uso do calçado e, na mulher, por influência do salto. É conhecido o hábito que têm os chineses de impedir o crescimento dos pés das crianças, por meio do uso de bandagens restritivas.

Então, nessas novas posições espaciais do corpo, sentado em uma cadeira, mantendo-se em pé sobre saltos, dormindo em uma cama, existem posições que não causam danos às estruturas já apontadas e existem outras posições "viciosas", que causam o desgaste precoce daquelas estruturas referidas; agem principalmente sobre o disco. Dr. Nachemson colocou um aparelho especial de medir pressão dentro do núcleo pulposo do disco e verificou que, conforme a posição do corpo, ou seja, a postura, ou melhor, a posição espacial da coluna, essas pressões internas são muito variáveis. Na Figura 7, pode-se verificar que só o fato de dormir de lado, em vez de costas, causa uma variação de peso três vezes maior sobre o disco. Na pessoa deitada de barriga para cima, o disco suporta um peso de 25 quilos (se for uma pessoa de 70 quilos, não gorda); se ela se virar de lado, vemos na figura que esse peso sobe para 75 quilos; se ficar em pé, para 100 quilos, e se ficar sentada, 150 quilos.

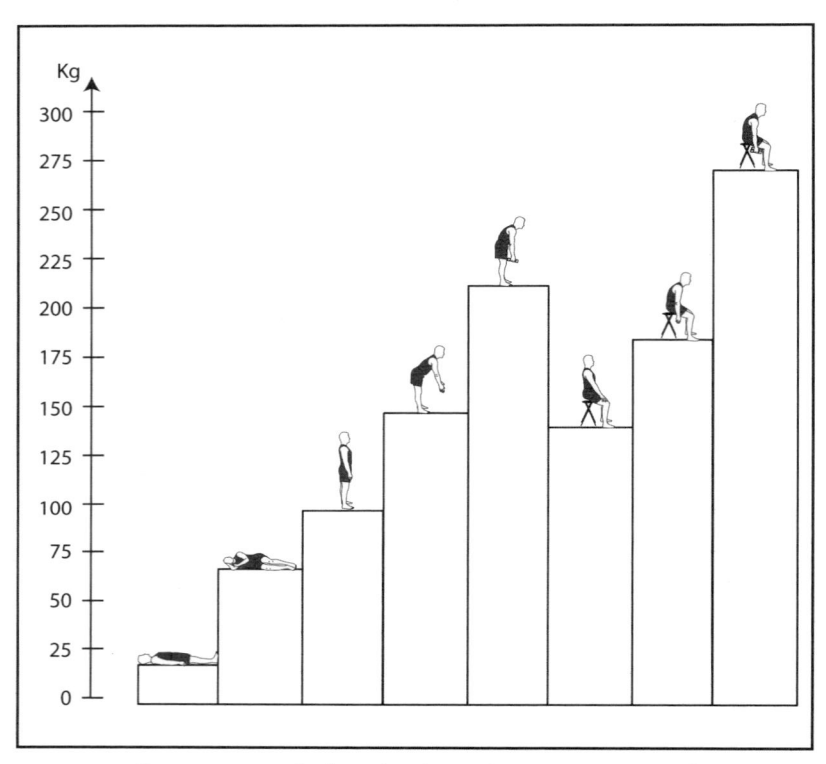

FIGURA 7 Pressões que o 3º disco lombar sofre, em uma pessoa de 70 quilos, conforme a posição do corpo e, portanto, conforme a postura.

POSTURA DINÂMICA

A coluna participa na realização de todos os movimentos de deslocamento do corpo. Chamamos de postura *dinâmica* o equilíbrio adequado na realização desses movimentos, que devem ser executados sem dor.

Na posição adequada de equilíbrio, as vértebras, os discos, as articulações e os músculos executam essa função sem desgaste, sem estragos. É como a engrenagem no câmbio de um carro ou a porta com as dobradiças corretas: ambos podem ser movimentados inúmeras vezes que não gastam, têm o mínimo de atrito. Contudo, se a engrenagem não está certa ou a dobradiça está falha, depois de um certo tempo, há um desgaste, um atrito, e tanto o câmbio "arranha" como a porta "arrasta".

No organismo humano acontece a mesma coisa: se todos os movimentos não são executados com equilíbrio adequado (postura), as estruturas anatômicas sofrem um *desgaste* precoce que irá criar condições especiais para que os nervos que saem da coluna, próximos a essas estruturas desgastadas, sejam agredidos, surgindo as "dores nas costas" tão incômodas.

O FATOR PSÍQUICO DA POSTURA

O Prof. R. Ducroquet, de Paris, que escreveu um tratado sobre a marcha nas pessoas normais e nas doentes, usando uma técnica cinematográfica para decompor todos os movimentos executados, concluiu que o fator psíquico é um elemento de grande importância na postura tanto estática como dinâmica. Diz, inclusive, que os psiquiatras fazem muitos diagnósticos do estado psicológico de seus pacientes, observando o tipo de marcha que apresentam e que ela se modifica no mesmo paciente depois do tratamento. Isso, aliás, é de observação corrente. A pessoa deprimida anda cabisbaixa, com os ombros arqueados, as pernas semifletidas, como se tivesse que carregar todo o peso dos problemas do mundo nas costas.

O otimista enfrenta o mundo olhando as pessoas nos olhos, com uma disposição mais acentuada de resolver os problemas.

Os médicos que lidam com problemas de coluna sabem que os angustiosos, os neuróticos, etc. têm uma tendência maior de apresentar dores na coluna, porque têm uma postura viciosa, tanto para andar como para trabalhar, ou sentar. Enfim, o seu modo de viver em geral está sendo feito em uma atitude mental incorreta, que tem seus reflexos sobre o equilíbrio postural adequado que por si só causam dores. Depois de algum tempo nessa situação surgirão inevitáveis desgastes daquelas estruturas apontadas e, consequentemente, novas condições para agressões sobre o nervo, originando-se novas e mais dores na coluna.

IDADE E POSTURA

É importante verificar que existe a influência do fator idade sobre a postura adequada.

Nota-se, nas adolescentes que têm seios grandes, a preocupação de escondê-los; com isso, ficam os ombros arqueados, produzindo dores e problemas posturais.

Nesse particular, as roupas muito justas e o modismo de não usar sutiãs fazem com que razoável número de mulheres adultas, também um pouco envergonhadas com a "ousadia", procurem esconder os seios e com isso adquiram postura errada.

O mesmo pode dizer-se em relação ao salto, o uso de cintas e, principalmente, o uso de bolsas e sacolas a tiracolo durante todo o dia, que será objeto de consideração de capítulo separado.

No entanto, a idade é um fator de *desgaste* natural nas estruturas e será analisada em especial em cada capítulo. Contudo, deve afirmar-se aqui que as alterações estruturais causadas pela idade sobre a coluna são muito nítidas e, na maioria das vezes, não causam dores acentuadas e, na absoluta maioria das pessoas, a acomodação se faz muito naturalmente.

Na pessoa idosa, os movimentos são mais lentos e mais limitados e, por isso, o equilíbrio postural é mais difícil, explicando tantas quedas e tombos.

O que será analisado com detalhe é que, com o passar dos anos, inúmeras pessoas têm um desgaste mais acentuado da coluna e seus constituintes e por isso não podem exercer o mesmo tipo de trabalho que vinham fazendo. A partir de 20 anos, as articulações em geral e a coluna em particular começam a perder a elasticidade e a maleabilidade.

Com o passar dos anos e à medida que a pessoa adquire maior experiência no seu campo de atividade, por ironia, o organismo fica menos apto a uma execução física. Há casos flagrantes, como, por exemplo, Pelé, que aos 19 anos foi campeão mundial, mas aos 30 e poucos anos, quando provavelmente conhece mais o seu esporte, o seu físico o impediu de continuar jogando com o mesmo vigor. Essa limitação que a idade impõe, inexoravelmente, não é aceita por muitas pessoas que insistem em ter o ritmo de anos passados. Note-se que não estamos afirmando que não se podem executar todos os movimentos e todas as atividades, mas, sim, que o *ritmo*, a velocidade e a forma de executá-las devem ser mais adequadas. É evidente que Pelé com 30, 40 ou 50 anos, etc. saberia e poderia jogar futebol, mas não com o ritmo de um campeão mundial.

A dona de casa, o operário, o profissional liberal, o trabalhador braçal, com o passar dos anos, apesar de terem melhores conhecimentos nas suas profissões, precisam adaptar-se a um ritmo mais lento, mais adequado.

Isso não é nenhuma vergonha, é uma segurança, inclusive para diminuir os acidentes, as várias moléstias e, com toda a certeza, evitar inúmeras "dores nas costas". A menopausa nas mulheres e o período correspondente no homem (andropausa), entre 45 a 50 anos, as posturas incorretas na vida diária, o levantamento de peso, torções do tronco e estiramentos da coluna, propiciam o aparecimento de dores nas costas, pois encontram os ossos com osteoporose, os discos desidratados, os músculos mais fracos e as articulações menos móveis.

Uma enorme multidão de seres humanos chega a essa idade com a sua estrutura psicoafetiva machucada pela passagem da vida, e a carga emocional sobre esses problemas físicos traz novos fatores de agravamento das "dores nas costas".

POR QUE EXISTEM HOJE TANTAS PESSOAS SOFRENDO DA COLUNA?

Cerca de 80% das pessoas de todo o mundo têm ou tiveram um problema de dor relacionado com a coluna, segundo o Prof. Renée Caillet, catedrático de Medicina Física e Reabilitação da Universidade Católica nos Estados Unidos, ao pôr em evidência a enorme parcela da população que sofre desse incômodo.

Isso ocorre porque as pessoas, de uma maneira geral, passaram a trabalhar em computadores, sentadas em posições incorretas, levantando peso de modo inadequado ou produzindo torções no tronco ou na cabeça durante o expediente de trabalho, muitas horas por dia, durante muitas semanas, meses e anos a fio, o que causa um desgaste maior na coluna. As inúmeras profissões que surgiram depois da Revolução Industrial, no fim do século XIX, têm produzido maior número de portadores de problemas na coluna.

Na atualidade, existe uma multidão de jovens com esses tipos de dores, porque, além da postura inadequada no trabalho, na vida diária, se associa o estado de *tensão psíquica* a que modernamente os jovens estão submetidos, devendo ter sucesso, ganhar dinheiro, comprar carro, casa e aproveitar os anos, além da tensão da existência na cidade grande, com medo de assaltos, com a preocupação do trânsito, etc.

Nesse novo tipo de relacionamento, o sexo passou, principalmente para as mulheres, a desempenhar fator fundamental de tensão que acaba se refletindo sobre o estado da musculatura, como veremos adiante.

Associe-se também o fato de que, com a melhora do nível de vida das populações brasileiras, das cidades e dos campos, há maior oferta de alimentos anunciados na mídia, e com isso surge um maior número de pessoas *obesas*, que acabam trazendo mais um fator de desequilíbrio na postura.

O outro fator que aumenta o número de pessoas com alteração dolorosa na coluna é a expectativa de vida, que atualmente no Brasil é em torno de 75,2 anos – no começo do século XX, esse total mal chegava a 45 anos –, e já vimos que nos idosos esses elementos têm alterações que podem causar problemas dolorosos.

Acrescente-se ainda que nas grandes cidades e na população brasileira em geral, a partir de 1960 (quando começamos a entrar na "civilização do automóvel"), passamos a fazer tudo, ou quase tudo, sem nos locomovermos, sem fazermos exercícios, e, além disso, sentados inadequadamente. Some-se o tempo que se passa sentado na frente da TV, no cinema, em locais sem encosto, resultando em uma flacidez da musculatura abdominal, que já estava, como vimos, aumentada pela obesidade, constituindo mais uma das razões do aumento das pessoas com problemas de dor nas costas. Considere-se também o fato dos inúmeros acidentes automobilísticos (graves e menos graves) que agridem diretamente a coluna dos envolvidos, tanto pedestres como motoristas.

As mulheres é que pagam um tributo maior aos problemas posturais, fazendo com que engrossem enormemente a fila das pessoas que padecem de problemas de coluna. Elas, em sua maioria, além de assumirem trabalhos externos, continuam a fazer todo o trabalho doméstico após a volta ao lar. Esse fator se complica, pois, após engravidarem, continuam fazendo esse esforço. Depois do parto, quando toda a estrutura de sustentação está alterada, voltam a essa sobrecarga de trabalho (a licença que a lei brasileira permite é fisiologicamente insuficiente).

RESUMO

1. *Tanto quanto os discos, os músculos representam papel importante na gênese da dor da coluna.*

2. *Os músculos é que moldam as curvaturas da coluna na posição adequada para manter-se em pé.*

3. *A aderência da musculatura (fáscia muscular) é firme e pouco elástica no periósteo das vértebras e apófises transversas e espinais.*

4. *A postura da vida moderna tem dado mais ênfase à posição sentada — mais prejudicial à coluna e aos discos. Admite-se que a coluna e a musculatura, que levaram muitos séculos para se adaptar à posição ereta, tiveram apenas algumas décadas para se adaptar à posição sentada.*

5. *A falta de adaptação, física e psíquica, do tipo de vida moderna reflete no fato de os músculos terem que desempenhar as suas funções tensos e duros.*

6. *Os homens, em decorrência do aparecimento de inúmeras máquinas e de novas profissões, passaram a usar a coluna como alavanca. As mulheres, trabalhando fora do lar e cuidando da casa, são as que pagam o maior tributo, por agressões à coluna, principalmente as que continuam a trabalhar quando estão grávidas.*

4

Como surge a dor na coluna

Todo processo de dor de alguma região do organismo implica necessariamente presença de um nervo local e receptor, e integridade do cérebro como analisador. O "caminho" da dor segue pelas terminações locais, passa pela medula espinhal e vai ao cérebro, que registra sua intensidade (pouca, muita, aguda, etc.), sua localização (no braço, no estômago ou em outro local), sua característica (em cólica, queimação ou outro tipo), ou se piora com o movimento ou repouso.

Esses "registros" da dor estão sempre presentes; porém, nem sempre é fácil o paciente localizar a dor, pois muitas pessoas vêm se queixando de "dores nas costas" ou "dor de barriga", sem definirem o local. O médico tem meios, pelos exames clínicos, para localizar o processo doloroso do paciente.

No entanto, a dor tem a característica de ser resultante de uma agressão sobre um nervo e esse nervo envia os estímulos para o cérebro. É por essa razão que a anestesia (ausência de dor) pode ser *local* (ao nível do nervo periférico) ou *geral* (quando, à custa de medicamentos, se bloqueia o cérebro, sistema nervoso central) ou *raquidiana* (quando bloqueia a espinha).

Os estímulos sobre o nervo que podem causar a dor são os mais variados. Por exemplo, o nervo do dente pode doer pela ingestão de alimentos frios ou quentes. A distensão causada pelos gases no intestino pode produzir espasmos. Uma cólica de rim é causada pelo cálculo grande ao passar pelo ureter pequeno.

A dor de coluna é causada por ação mecânica de vários fatores sobre os *nervos raquidianos* ou espinhais, que passam pelo orifício de *conjugação* (Figuras 3 e 5).

O nervo raquidiano normal não ocupa senão um espaço que corresponde a 1/5 do orifício de conjugação. Contudo, a ocorrência de certas alterações nesses orifícios (examinadas a seguir) pode estreitá-los, favorecendo assim a ação agressiva de certos movimentos sobre os nervos, responsável pelas *dores nas costas*.

ORIFÍCIO DE CONJUGAÇÃO E SEUS CONSTITUINTES

Examinando a Figura 3, verifica-se que o orifício de conjugação tem como constituintes:

1. o osso;
2. o disco;
3. as articulações, que podem sofrer alterações, causando uma ação mecânica sobre o nervo.

Os outros elementos, as veias, as artérias e os ligamentos, não serão considerados porque não há suficientes provas de sua participação.

Passaremos, a seguir, a considerar cada um desses três constituintes, separadamente.

Osso

A vértebra pode sofrer, com o passar dos anos, um processo de porose, chamado *osteoporose*, em que o osso fica mais mole, menos resistente e com isso sucumbe mais facilmente à pressão da própria coluna. Comumente, isso ocorre nas pessoas mais idosas, mas é relativamente frequente nas mulheres que atingem a menopausa ou nos homens da mesma idade (45 anos em diante). Os pacientes muito tempo imobilizados no leito, sem se locomover, que têm distúrbios renais crônicos ou da paratireoide, podem apresentar essa osteoporose mais acentuada.

Outra formação que pode surgir na vértebra são os osteófitos (bicos de papagaio) que, de início, se formam como uma espécie de fibrose e depois, com o passar do tempo, se ossificam, formando um verdadeiro esporão. Na maioria das vezes, isso corresponde a uma defesa orgânica sem maiores consequências, a não ser que, conforme mostra a Figura 4, se transforme em um *osteófito posterior* (como já explicado no Capítulo 1).

É importante assinalar que em uma mesma pessoa podem coexistir a desmineralização da vértebra, deixando-a com osteoporose, e a existência de "osteófitos", que corresponde a uma pequena calcificação local; apesar de dar a ideia de que o cálcio participe dos dois processos, isso é bem diverso.

Os osteófitos posteriores podem agredir o nervo quando o paciente realiza um trabalho prolongado, como, por exemplo: o(a) professor(a) que escreve na lousa durante muitas horas do dia, em várias semanas, meses e anos seguidos. A agressão ocorre porque o orifício diminui de tamanho e, então, aquela espícula óssea age sobre o nervo, além de existir uma ação muscular de manter o braço distendido, conforme veremos depois.

Disco

O disco intervertebral, como vimos, suporta o peso do corpo e deve recuperar a sua forma normal no fim do dia. Pelo fato de a pessoa estar deitada, o disco se dilata e aumenta de tamanho. Se um homem de 1,80 m medir a sua estrutura de manhã cedo, quando acordar, e à noite, depois de trabalhar o dia inteiro, notará a perda de 1 cm, em razão da diminuição de poucos milímetros de cada disco, que deve ser recuperada com o sono, o qual produz um relaxamento muscular, bem como alivia a carga que os discos devem suportar.

Os médicos também mediram a pressão dentro do disco exercida sobre o núcleo e verificou-se que, na posição deitada, cada disco suporta uma pressão de 7 quilos por cm². Quando em pé, essa pressão passa para 10 quilos por cm², e na posição sentada, essa pressão passa para 15 quilos por cm², mostrando que a posição sentada é a mais danosa para a coluna (Figura 7). É por isso que todas as profissões que obrigam a trabalhar sentado, como secretário, funcionário, costureiro, etc., causam maiores problemas na coluna mais difíceis de tratar.

Em todos os movimentos, o núcleo tem que se deslocar dentro do disco, ainda suportando essas cargas já vistas.

Em quatro ocasiões, o disco tem que suportar uma carga maior e mais equilibrada:

1. Ao levantar peso do chão.
2. Na torção de tronco.
3. No estiramento da coluna para colocar objetos em locais altos.
4. Nos traumatismos graves, por acidentes, ou leves, por pequenas batidas no serviço, tanto caseiro como profissional: na fábrica, no escritório, etc.

Com exceção do último item, que é imprevisível e pode causar sério dano à estrutura do disco e do núcleo, os outros três dependem da prevenção do próprio indivíduo.

O disco de uma pessoa que levanta peso erradamente durante o trabalho acaba suportando uma carga maior do que essas apontadas. Essa carga maior é proporcional ao peso levantado e ao tempo do dia em que isso ocorre.

Assim, as pessoas que levantam mais de 10% do seu peso corporal por mais de 40% do seu expediente de trabalho, dependendo da postura e obesidade de cada uma, poderão brevemente ser portadoras de um problema de coluna. Uma pessoa não gorda, de 70 quilos (se levantar 7 quilos de arroz, por exemplo, durante mais de três horas seguidas por dia de trabalho normal), é uma séria candidata a ter dor nas costas frequentemente, e, o que é mais importante, de difícil tratamento, se não mudar de emprego. As torções a que os operários, as secretárias e as donas de casa submetem a coluna podem também afetar a estrutura do disco na coluna cervical ou coluna lombar, naqueles dois locais que já assinalamos como os de maior frequência de distúrbios. A secretária que atende ao telefone de costas, girando o tronco, a dona de casa que varre de trás para frente, rodando o corpo, ou o motorista que não acredita nos espelhos e gira o pescoço para fora, para observar o trânsito, são exemplos dessas realidades.

O levantar de peso inadequado, as torções da coluna, os estiramentos e as batidas causam *fissuras* no anel do disco, deixando a pessoa mais exposta e, em um esforço muito violento, o *núcleo* poderá migrar até sair do perímetro do disco e apertar o *nervo*, causando uma *hérnia de disco*, que estudaremos mais adiante com detalhes.

O disco, como não tem artérias, alimenta-se e volta ao normal quando há um relaxamento das pressões, das torções sobre ele. Isso ocorre no sono reparador à noite, que tem muita importância para o tratamento. Caso já esteja alterado com fissuras, impossibilitado de voltar ao seu tamanho normal, ou seja, quando se transforma em um *disco doente*, o que se chama *discopatia*, o *orifício de conjugação* torna-se mais estreitado, pois, o disco é que contribui com a maior parcela de manutenção do tamanho normal.

Geralmente, o aparecimento dos *osteófitos* (os "bicos de papagaio") ocorre ao mesmo tempo em que o disco se degenera pelo seu uso indevido. A isso chama-se também artrose do disco ou *discartrose*.

No final, o tamanho do orifício de conjugação fica diminuído, estreitado e, com isso, o nervo fica submetido a um espaço menor de movimentação, e, portanto, facilmente exposto a várias agressões, dependendo do movimento realizado.

Outro nome empregado para designar os osteófitos no pescoço é *uncartrose* ou *espondilose* (*spondilos* quer dizer vértebras, termo usado pelos neurologistas para a artrose da coluna cervical).

Articulações

Vimos nas Figuras 2 e 3 que as articulações posteriores ficam alteradas, desaparecendo o espaço entre os ossos e permitindo um maior atrito. É nessa região que se localizam os distúrbios causados pelas artrites, que são alterações reumáticas mais complexas, sendo a mais séria a *artrite reumatoide*, que causa desgastes ósseos mais evidentes em juntas dos dedos das mãos, joelhos, tornozelos, punhos, etc. Essas alterações artríticas podem ser primárias da coluna, isto é, podem ter-se iniciado na coluna, sendo as primeiras a surgirem dentro de um processo geral de artrite reumatoide, e isso ocorre com frequência na criança (artrite reumatoide juvenil). Essa artrite reumatoide é uma doença caprichosa, podendo ter períodos agudos e períodos de remissão espontânea, e quem sabe se muitos dos problemas da coluna não se tenham originado em um dos surtos dessa doença, que depois desapareceu, mas desarranjou as articulações que, por sua vez, desarranjaram o disco? Para complicar mais, os exames de sangue na artrite reumatoide juvenil são praticamente negativos, por isso, de difícil comprovação.

Outra doença de origem reumática que atinge as articulações da coluna é conhecida como *espondilite anquilosante*. Essa afecção agride os jovens de 21 a 40 anos, principalmente os homens, causando uma grande redução na movimentação da coluna, que fica com todos os movimentos tolhidos.

Quando o disco fica com a alteração que vimos antes (a discopatia), por efeito mecânico, a própria articulação posterior fica comprometida. É difícil reconhecer na radiografia se foi uma artrite (inflamação do tipo artrite reumatoide ou outra) ou se a articulação ficou alterada em consequência da desintegração do disco. Em inglês, usa-se a denominação de osteoartrite, que designa essa alteração, ou seja, uma "artrite" que não é do tipo inflamação. Essa denominação não é usada no Brasil porque a Sociedade Brasileira de Reumatologia (SBR), seguindo as normas da Associação Americana de Reumatologia, denomina esse tipo de "artrite" não inflamatória de *artrose*.

Assim, a osteoartrite é um termo médico não adequado e significa, em relação à coluna, o mesmo que osteoartrose, e que praticamente passou a ser sinônimo de discartrose, ou discopatia degenerativa, como já vimos.

Em casos muito raros, poderá coexistir um processo artrítico nas articulações e uma artrose no disco, provocadas por uma agressão do tipo artrite reumatoide nas articulações e uma agressão do tipo degenerativa no disco. Só o médico especialista poderá pesquisar essa eventualidade.

Os orifícios de conjugação variam de tamanho conforme o movimento executado. Quando ele está íntegro não há problemas porque o nervo tem muito espaço; porém, quando surgem aquelas alterações já descritas, variados movimentos podem causar estreitamento do orifício, apertando o nervo como pode ser visto nas sequências dos desenhos (Figura 4).

RESUMO

1. *A dor na coluna é resultante de uma agressão ao nervo espinhal ou raquidiano que está dentro do orifício de conjugação.*

2. *Esse orifício fica em cada lado da coluna (que pode ser visto na posição lateral de coluna) na altura de cada duas vértebras.*

3. *O orifício é formado pelo disco intervertebral, pelo osso (a vértebra) e pelas articulações.*

4. *As vértebras podem apresentar uma saliência chamada osteófitos, "bicos de papagaio" e osteoporose.*

5. *O disco fica alterado (discopatia). Pode, em raros casos, desenvolver-se uma "hérnia de disco".*

6. *Na discopatia, o disco fica alterado e é o elemento importante do estreitamento do orifício de conjugação.*

7. *A agressão sobre o disco se faz de duas maneiras: **direta**, por meio de batidas, acidentes que podem afetar a estrutura física do disco, formando fissuras, e **indireta**, por meio dos músculos, nos movimentos de levantamento de peso, torção e estiramento da coluna.*

8. *As articulações, em raros casos, podem desenvolver artrite, que também, por si só, pode agir sobre o disco, causando discartrose.*

9. *A osteoartrose é o nome do processo mais comum encontrado nas pessoas com dores na coluna; constitui-se na diminuição da altura do disco e presença de osteófitos e alterações nas articulações posteriores. Todos esses elementos contribuem diretamente para diminuir o* **orifício de conjugação** *e com isso deixar o nervo com menos espaço, podendo mais facilmente ser atingido nos movimentos e na postura errada.*

5

O componente muscular da dor

As primeiras explicações das dores na coluna foram dadas em 1904 por Sir W. Gowers como sendo resultantes da ação dos músculos sobre os nervos da coluna. Segundo esse autor, existia uma inflamação da parte externa dos músculos, que causava uma *fibrosite*. Essa, por sua vez, agia sobre os nervos, provocando dor.

Em 1939, Barr e Mixter operaram um doente de uma intensa dor ciática e verificaram que o disco estava lesado e apertando o nervo, e súbito pareceu que se podia facilmente explicar todas as dores de coluna como sendo resultantes da lesão dos discos.

Hoje em dia, várias operações e tratamentos preconizados para as dores da coluna, atuando no disco, têm produzido resultados totalmente satisfatórios.

O Prof. J. Cyriax, de Londres, e o Prof. René Cailliet, dos Estados Unidos, insistiram nos problemas de ação muscular, principalmente ligados à postura e ao esforço físico. Atualmente existe uma tendência para associar as dores nas costas a problemas da área psicoafetiva, que, ao final, como vamos ver, acaba tendo sua via comum de ação através dos músculos.

Podemos admitir que os músculos têm duas maneiras de causar dores na coluna:

1. por ação direta; e
2. por ação indireta sobre os discos.

AÇÃO MUSCULAR COMO CAUSA DIRETA DE DOR

Para entender bem essa ação, devemos conhecer alguns dados importantes:

1. O feto humano, assim como todos os outros animais, não tem curvatura da coluna quando dentro do útero. Depois de nascer e nas primeiras semanas de vida, quando o bebê começa a levantar a cabeça, é que os músculos espinhais do pescoço começam a entrar em atividade e a se formar a curva da coluna, correspondente à lordose do pescoço. Depois, no 4º ou 5º mês, quando a criança começa a engatinhar e fica em pé, é que se forma a curva lombar, praticamente ausente na maioria dos outros animais. A criança começando a andar permite que se estabeleça o equilíbrio de todas as curvas da coluna, às custas do formidável sistema de sustentação dos músculos das costas, desde a nuca até a região lombar.

2. Os músculos das costas são os mais poderosos do organismo, estão dispostos em várias camadas, e qualquer lesão importante em algum deles (como ocorre na paralisia infantil ou na paralisia cerebral) fará com que a criança tenha dificuldade de ficar em pé.

3. Esses músculos têm uma outra característica, a de se ligarem aos ossos, não por tendões, como os músculos do braço ou da mão, mas por terminações tendinosas, chamadas *fáscia muscular* ou *aponevrose*. A palavra *fáscia* vem do latim e o plural seria *fasciae*; porém, foi adaptada para o português como fáscias musculares, que corresponde a uma "costura" do músculo diretamente nos ossos da coluna, sendo, pois, uma estrutura muito forte e pouco elástica. Essas fáscias de aponevroses musculares estão ligadas nas apófises transversal e espinhosa das vértebras, que, conforme já vimos, atuam como um verdadeiro leme, pois é ali que determinam o

movimento da coluna. O músculo também está aderente ao corpo vertebral e geralmente na direção de cima para baixo e um pouco oblíquo, fazendo com que cada vértebra fique mais firme uma em cima da outra.

Os músculos foram preparados em uma evolução de milhares de anos para deixar o homem na posição ereta, ativo o tempo todo na caça ao alimento e na feitura do vestuário. Sua atividade constante sempre foi em pé.

4. Depois de 1900, começou a haver uma predisposição para o homem ter maior facilidade de trabalho (invenção das máquinas); abundância de alimentos, roupas fáceis de fazer (roupa em série), deixando um período maior ao homem para passar sentado. Essa característica se acentuou mais depois da invenção dos meios de locomoção mais rápidos (carro, trem, etc.). Assim, os músculos que se prepararam na evolução dos séculos para permitir um equilíbrio ótimo da coluna, em pé, têm que se adaptar agora a uma nova civilização que passou a ser "sentada".

O homem do começo do século XX trabalhava praticamente em todas as profissões em pé: nos tabeliães, fiações (antigas costureiras) e o descanso era feito deitando-se no chão ou no colchão duro. Com a invenção das máquinas, a posição de trabalho passou a ser sentada, dando uma falsa ideia de descansar mais; porém, foi necessária uma série de adaptações para a coluna. Já vimos que a pior posição para o disco é a sentada, pois nessa posição o mesmo deve suportar carga e pressão maior. Para os músculos também foi necessária uma adaptação. A posição sentada, em si, com as costas apoiadas corretamente é, na realidade, mais repousante e talvez de melhor suporte da coluna. No entanto, se analisarmos o fato de que as pessoas trabalham digitando, costurando, escrevendo, etc., debruçadas sobre a mesa, poderemos verificar que os músculos das costas passam a desempenhar sua função distendidos, porque devem ficar na posição curvada, contraídos, para que o corpo não caia sobre o instrumento de trabalho que estiverem utilizando. É uma força antigravitacional que os músculos devem equilibrar.

A "era do automóvel" também aumentou o número de profissões em que as pessoas passam o dia todo sentadas em um banco inadequado dirigindo. Acrescente-se mais o número de horas que passam assistindo à TV e à mesa, durante as refeições (antes os bares não possuíam bancos). Com isso, pode-se, sem dúvida nenhuma, considerar que a nossa civilização é caracterizada pela posição *sentada*.

5. Outro detalhe é que o homem passou a empregar, em certos serviços, a sua coluna como alavanca no levantamento de pesos e no transporte destes de um lugar para outro, dentro da fábrica, no lar ou na oficina.

Se antes isso era comum no homem primitivo, foi porque os seus músculos estavam preparados e treinados, pois fez isso o dia inteiro, durante a vida toda. No entanto, em nossa civilização "sentada", isso é feito muito raramente pela maioria das pessoas, e os músculos não estão mais preparados para esses serviços.

Os músculos espinhais, como já vimos, estão fortemente ligados aos ossos da coluna. Esse local de aderência da fáscia ("costura") do músculo no osso é chamado de periósteo. O próprio periósteo é sensível, ficando dolorido quando é atingido (quando se leva um pontapé na canela, aquilo que dói é o periósteo).

Quando o músculo está tenso, esticado, ele, na realidade, está "puxando" o periósteo dos ossos a que está aderido. Isso, por si só, já causa dor nos ossos. Se a pessoa nessas condições estiver trabalhando, sentada com uma postura errada ou tiver que levantar um peso inadequadamente, esse músculo sofrerá uma contração extra, um puxão a mais que deverá ser transmitido aos periósteos dos ossos em que está ligado.

6. Os músculos estirados, contraídos, tensos, por si só, também doem e isso pode ser comprovado pelo estado de contração máxima do

músculo – a cãibra. Os músculos do pescoço, que têm uma posição anatômica pouco adequada por exercerem sua atividade de lado, se cansam muito facilmente, produzindo o torcicolo, que não é mais do que uma espécie de cãibra dos músculos do pescoço.

7. Se existe uma postura errada prolongada ou se há uma tensão psicológica de várias horas ou dias, o músculo começa a sofrer internamente porque, estando duro, tenso, a circulação sanguínea se faz mais lentamente porque os vasos sanguíneos estão na intimidade das fibras musculares e ficam comprimidos, sem circulação. Não havendo circulação sanguínea adequada, há falta de oxigênio que o sangue traz. Isso se chama *isquemia*, que é também uma causa de dor. O exemplo mais dolorido de isquemia de um músculo é o infarto do miocárdio (músculo do coração) que fica, momentaneamente, por outro mecanismo, sem sangue. Em razão da isquemia se acumulam vários produtos internos do músculo, principalmente ácido lático, que são as escórias, os resíduos do trabalho muscular que precisam ser eliminados como se fossem a fumaça da chaminé de uma fábrica. A retenção desse ácido lático e mais outros produtos químicos é que faz a pessoa sentir uma sensação de cansaço, com as pernas e braços pesados. Essa também é a razão por que as pessoas quando submetidas a massagens têm, nas horas imediatamente seguidas, a urina carregada, que corresponde à eliminação desses produtos.

O organismo, na tentativa de alimentar as fibras que ficaram com o seu suprimento sanguíneo diminuído pela isquemia, permite o extravasamento da parte líquida do sangue (soro) através das artérias e capilares. Esse líquido, no meio dos tecidos, é que se constitui no *edema*, ou inchaço.

No entanto, ao mesmo tempo que o soro atravessa as paredes dos vasos sanguíneos, também saem os glóbulos brancos (leucócitos), células do sangue que têm condições de produzir uma reação local como se fosse uma *inflamação*.

Nesse processo de isquemia existem muitas fibras musculares que não conseguem sobreviver e degeneram-se (morrem). Essas fibras degeneradas e mortas funcionam para esses glóbulos brancos como se fossem corpos estranhos e se inicia então um processo inflamatório que resulta em uma verdadeira *reação fibrosa*. Isso ocorre também no infarto do miocárdio em que o organismo cicatriza o local em que houve a isquemia, por meio da ação desses mesmos glóbulos brancos que desencadeiam um processo inflamatório complexo que resulta em uma cicatrização. A reação fibrosa no músculo dá como consequência imediata um encurtamento muscular, perda da eficiência do músculo, limitação da função do tendão, restrição dos movimentos da articulação. Isso tudo tem o nome de *miosite*. Como nas costas, os músculos estão em camadas e um músculo pode estar em contato com uma fáscia do outro, forma-se o que se chama de *fibrosite*. E formam-se ainda pequenos *nódulos* palpáveis e muito doloridos. As pessoas que fizeram massagens adequadamente sentem certas "bolas muito doloridas" que os massagistas tentam dissolver. Esse é o sinal de que ali, evidentemente, ocorreu uma *fibrosite*, que começa a produzir uma incapacidade funcional do músculo, pois limita os movimentos e aumenta as dores da coluna.

As dores dessa fibrosite são muito vagas e não são fáceis de localizar em exames como são as discopatias vistas na radiografia; por isso muitos médicos rotulam esses pacientes de portadores de afecção psicossomática ou de nervosos. Cooperman verificou que, em 1940, 70% dos soldados do exército inglês que tinham dores reumáticas eram, estas, resultantes de fibrosites, decorrentes da tensão da guerra e das posições viciosas de alerta dos jovens não preparados para o serviço militar.

8. Na descrição anatômica dos músculos das costas, verificamos a existência de várias camadas de músculos com os seus respectivos invólucros, as *fáscias musculares*, as quais aderem ao periósteo das vértebras.

Depois desse processo de miosite e fibrosite, os músculos ficam aderidos entre si, sem terem as melhores condições de desempenhar suas funções. Por essa razão é que existem certas técnicas de massagens chamadas de *deslizamento, massagem reflexa ou do tecido conectivo*, que visam exatamente a liberar essas aderências. Apesar de a teoria da fibrosite ser muito antiga, foi deixada de lado na explicação das dores de coluna, pela teoria de Barr, que deu maior importância às alterações dos discos. Contudo, longos anos de treinamento e de operações, visando só ao disco, comprovaram que esse não é o único fator do tratamento de coluna. Muitos médicos passaram a dar maior importância à musculatura na explicação das dores de coluna.

9. Até agora insistimos muito no fato de a musculatura ficar tensa e estirada por problemas posturais e atividade de trabalho. No entanto, vamos ver, em um capítulo especial, a importância que tem o componente psicológico no estado de tensão muscular. Os médicos já conhecem que um estado de tensão psíquico corresponde a um estado de tensão física que se reflete em um enrijecimento muscular. Temos visto em nossa prática diária que os problemas relacionados ao sexo, tanto para homens como para mulheres, podem resultar em um estado de tensão psíquica, que por sua vez leva à tensão muscular.

Esse ciclo vicioso estabelece a tensão nervosa, mais outras agressões posturais à dor. A dor, por sua vez, causa tensão muscular à inflamação à reação fibrosa à dor.

Os músculos agem sobre os discos e os orifícios de conjugação através de dois mecanismos que, ao final, produzem dores na espinha. O primeiro mecanismo refere-se às dores dos próprios músculos das costas, cujas causas são várias: a) puxar o periósteo das vértebras, que é dolorido; b) o dolorimento da própria construção muscular; c) as dores ocasionadas pela dificuldade de circulação do sangue no músculo (isquemia) e a retenção de várias substâncias tóxicas;

d) a inflamação irritativa, do músculo (miosite); e) a aderência das fáscias e dos músculos entre si (fibrosite), que produz restrição de movimentos ou os deixa dolorosos. O segundo modo pelo qual os músculos causam dores nas costas é por ação indireta sobre os elementos de orifício de conjugação, principalmente quando o músculo está tenso. Isso impede a alimentação do disco e sua consequente degeneração, resultando na discopatia.

Em resumo temos:

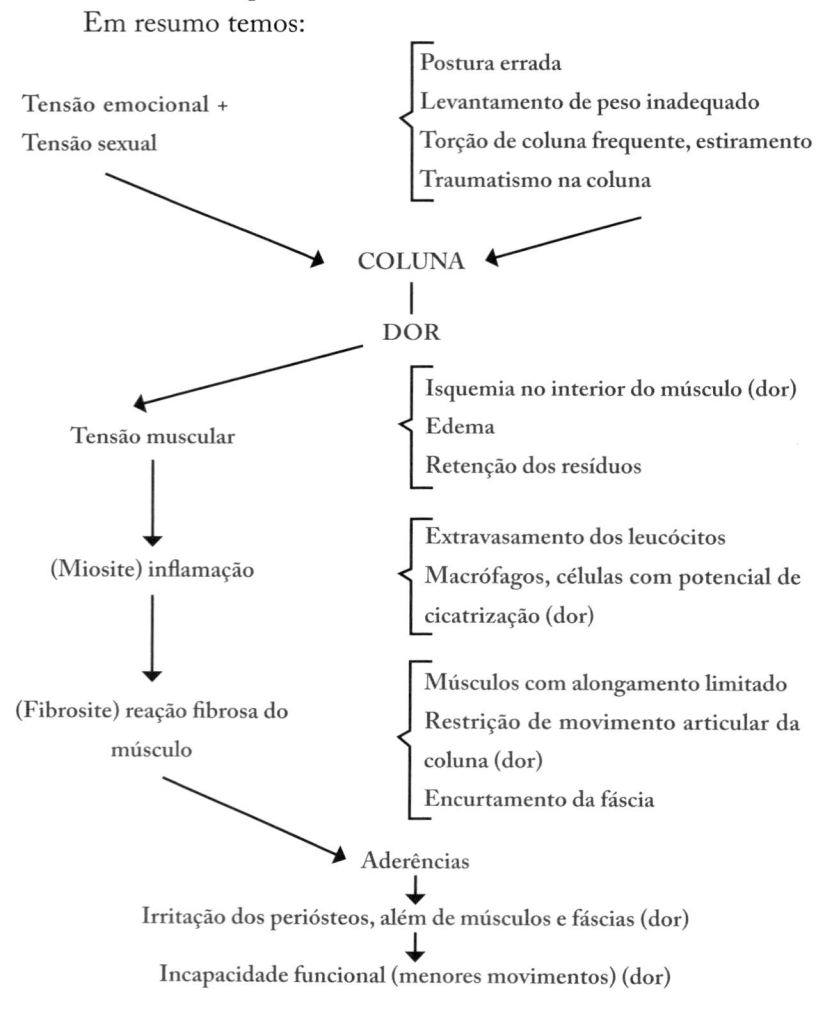

Tensão emocional +
Tensão sexual

- Postura errada
- Levantamento de peso inadequado
- Torção de coluna frequente, estiramento
- Traumatismo na coluna

COLUNA

DOR

Tensão muscular

- Isquemia no interior do músculo (dor)
- Edema
- Retenção dos resíduos

(Miosite) inflamação

- Extravasamento dos leucócitos
- Macrófagos, células com potencial de cicatrização (dor)

(Fibrosite) reação fibrosa do músculo

- Músculos com alongamento limitado
- Restrição de movimento articular da coluna (dor)
- Encurtamento da fáscia

Aderências

Irritação dos periósteos, além de músculos e fáscias (dor)

Incapacidade funcional (menores movimentos) (dor)

AÇÃO INDIRETA DOS MÚSCULOS SOBRE OS DISCOS

Como já vimos, os músculos estão firmemente aderidos à coluna, ao corpo vertebral e às apófises transversas e espinhais. Quando a massa muscular está tensa, faz uma vértebra ficar apertada sobre a outra, além de agir com uma força oblíqua para baixo, o que pode permitir o aparecimento de vários distúrbios, como: acentuação de curva da região lombar, giba dorsal, etc. Quando o músculo é esticado de um lado só, pode ocorrer rotação de vértebras para um lado ou outro, produzindo escoliose de rotação. Isso é frequente no dentista que trabalha várias horas na boca do paciente com uma postura toda curvada para um lado.

Contudo, o mais importante que ocorre com o músculo tenso é que ele age com uma força constante e que aperta uma vértebra sobre a outra, produzindo então os fenômenos já descritos no Capítulo 4 e Figura 4, que, em resumo, são os seguintes: o músculo aperta uma vértebra sobre a outra fazendo com que o disco suporte uma carga de pressão extra. Se esse músculo conseguir relaxar no período noturno, haverá um retorno à espessura primitiva do disco, podendo assim receber alimentos e desempenhar sua função de amortecedor de choques de coluna.

No entanto, vamos supor que esse músculo, que está tenso durante o dia, também permaneça tenso durante a noite (isso é mais comum ocorrer; as pessoas tensas têm geralmente insônia ou dificuldade de conciliar o sono). O disco ficará sem condições de recuperar sua estrutura e receber o seu alimento. Passa a ter, depois de algum tempo, distúrbios internos como a perda de água do núcleo pulposo, alteração bioquímica dos constituintes das fibras elásticas do anel e que acabam depois de alguns anos causando alterações irreversíveis no disco.

Como já dissemos anteriormente, esse disco alterado deve continuar a desempenhar sua função de sustentação do corpo. Como não tem mais suficiente estrutura, quando é submetido à força de uma vértebra sobre a outra, espirra para os lados (lembre-se que foi comparado a um sanduíche de hambúrger). De início, essa pequena porção "de fora" fica apoiada nos ligamentos e depois se forma uma espécie de prateleira fibrosa que se calcifica formando os "bicos de papagaio". Esses, por sua vez, estreitam o *orifício de conjugação* que já estava diminuído, porque o osso ficou osteoporótico, o que acarretou a diminuição de sua altura e, nessas alterações, a articulação perde o seu líquido lubrificador. Esse orifício diminuído aperta o nervo provocando a dor. O disco acaba sofrendo uma lesão porque fica apertado muito tempo, formando os osteófitos e causando no final a discartrose e a diminuição do orifício de conjugação, que, por sua vez, agride o nervo, trazendo como causa as dores de coluna.

Os dentistas conhecem bem as pessoas tensas, nervosas e que estão sempre apertando os dentes, com os músculos do rosto contraídos. Os dentes ficam gastos. Deve-se acrescentar que a dentina é mais resistente que o disco intervertebral e o próprio osso, como veremos no capítulo seguinte.

COMPONENTE LIGAMENTAR DAS DORES DAS COSTAS

É frequente ouvir as pessoas referirem que têm "uma torção ou entorce na coluna" ou que deram "um mau jeito ou estiramento na espinha", devido a um movimento mais brusco ou por terem levantado pesos maiores. Em fábricas, emprega-se a denominação de "distensão ou deslocamento da coluna", para algumas batidas diretas sobre a espinha. Alguns médicos acreditam que, nesses casos, se pode supor que houve uma agressão aos ligamentos que existem em grande número entre as vértebras.

Seria como, por exemplo, um passo em falso e "torcer" o tornozelo, produzindo uma luxação por "estiramento" ou ruptura de ligamentos da região. No tornozelo não existem músculos que possam proteger essa articulação.

É difícil comprovar tais fatos na coluna. Mesmo que teoricamente seja possível, tem-se a impressão de que, na prática, é muito difícil romper esses ligamentos sem afetar os grandes e abundantes músculos que os recobrem em várias camadas. Por isso, a maioria dos estudiosos desses problemas acredita que os ligamentos são só afetados nas grandes agressões traumáticas da coluna, nos acidentes.

RESUMO

1. *São os músculos que moldam a estrutura óssea, dando-lhe as curvaturas.*
2. *A musculatura das costas é muito poderosa e tem de manter a coluna em posição ereta, como foi preparada pela evolução do homem. No entanto, agora passamos a uma civilização "sentada", executando a maioria das funções das profissões sentados. Isso faz os músculos ficarem distendidos, esticados.*
3. *A posição sentada, sem a postura adequada, é danosa para a musculatura, representando uma sobrecarga de esforço que resulta em dor por causa do estiramento, e em cansaço por causa da dificuldade de circulação interna do músculo.*
4. *Mas o que resulta de mais danoso dessa musculatura esticada e distendida é sua ação sobre as vértebras e principalmente os discos, causando toda a série de eventos que foi assinalada no capítulo anterior.*
5. *Os músculos trazem dores à coluna por ação direta, porque: a) ficam duros, tensos e puxam o periósteo (que é dolorido); b) a contração muscular, por si só, é dolorida, cujo exemplo extremo é a cãibra; c) a diminuição da circulação que também é dolorida (a "angina de peito" e o "infarto" são exemplos extremos de dolorimento por isquemia muscular); d) a retenção de produtos químicos na intimidade do músculo causa a fadiga, o "cansaço"; e) nesse processo, há uma alteração dos capilares sanguíneos, que permite extravasamento dos glóbulos brancos, surgindo a inflamação (sem micróbios) no interior do músculo (miosite) e com posterior fibrose das fáscias musculares*

(fibrosite), que limitam a ação do músculo e das articulações. Isso também, por si só, é causa de "dores nas costas".

6.   *Os músculos têm importância fundamental na diminuição do orifício de conjugação através de um mecanismo indireto do aumento de pressão sobre o disco, impedindo-o de receber alimentação, produzindo um disco degenerado (discopatia), que origina os osteófitos ("bicos de papagaio") para a luz do orifício. Pode também influir no deslocamento das vértebras.*

7.   *A dor por causa de ruptura de ligamentos, apesar de teoricamente possível, na prática é de difícil comprovação, a não ser em casos de acidentes graves.*

6
Componente psicológico e sexual da dor na coluna – relaxamento

D. Ana Maria acordara de mau humor, tendo discutido logo no início do expediente com o seu chefe. Contudo, na realidade, descontava em seu trabalho a tensão que vivia em sua casa, onde a filha estava em vésperas de casamento e o filho fazendo exame vestibular. Ela, como funcionária mais velha da seção, tinha o direito de dizer tudo "aquilo". Mas todos, tanto o esposo como os filhos e também os colegas de repartição, já não aceitavam a irritabilidade de D. Ana Maria.

"Desculpem-me, é que estou nervosa por..."

E, todas às vezes, existia uma razão trivial.

As pessoas em volta e a própria D. Ana Maria não aceitavam facilmente a ideia de que era preciso tomar um calmante para evitar aquele nervosismo. Tinha necessidade de uma reavaliação de toda a situação.

As pessoas, geralmente, têm medo de se considerar nervosas, e a maioria tem *receio* de tomar calmante porque vicia.

Um dia particularmente irritante, ao levantar aquelas pilhas de processos, D. Ana Maria sentiu uma "dor nas costas" como se fosse uma "pontada". E verificou que, ao se queixar daquela dor, obtinha muito mais simpatias na repartição. Foi para casa. Ali o esposo, normalmente tão distante, também tratou-a mais gentilmente e até ajudou-a a tirar a roupa e deu-lhe um sedativo.

Isso aconteceu mais algumas vezes e D. Ana Maria percebeu que se queixar de "nervoso", "irritação" e contar os seus inúmeros problemas afastava os outros, mas, ao contrário, queixar-se de "dor nas costas", "dor de cabeça" e "dor na coluna" ou "formigamento" obtinha apoio, solidariedade de muitos que já tiveram a mesma dor, que conheciam um remédio infalível e até o endereço de um bom massagista. E mais, quando D. Ana Maria estava cansada, irritada e com dor nas costas, tinha ajuda no serviço de casa, até do esposo, porque "ele sabia o que era sofrer daquela dor".

Assim, *inconscientemente*, notem bem, *sem querer*, sem planejar, as pessoas razoavelmente tensas, nervosas, irritadas, que têm dores na espinha, começam a atribuir tudo o que sentem à coluna, ganhando solidariedade e apoio nos seus padecimentos. Isso ocorre em outras situações também, como em pessoas portadoras de dores do estômago, asma ou eczema. O "nervoso" dessas pessoas descobre uma doença para se manifestar e o próprio paciente resolve tratar a úlcera, seu acesso de asma ou a coceira da eczema, não admitindo, na maioria das vezes, que é nervoso. Esses tipos de moléstias são chamadas de *psicossomáticas*, ou seja, são manifestações *físicas* (ou somáticas) de um componente *psíquico* mais profundo que a pessoa teima em não reconhecer. Geralmente, há um comprometimento do sistema nervoso involuntário ou simpático, que, como já vimos, está fora do controle da vontade, além de possíveis fatores emocionais do passado e do presente que podem agir no cérebro, através das neuroses e psicoses. Os psiquiatras dão o nome de "depressão mascarada" aos casos em que as pessoas têm uma exagerada tendência de se queixarem de uma dor ou de um sintoma clínico; porém, não querem admitir que têm razão para estarem deprimidas e tratarem-se disso. Há pacientes que ficam, entretanto, alardeando que são muito felizes e realizados.

D. Ana Maria estava passando, aos 45 anos, pela menopausa, um período de grande tensão psicológica e afetiva. Perdia aos poucos os laços que a prendiam ao esposo, que eram os filhos; uma casando, outro indo para uma faculdade no interior. O seu relacionamento íntimo e sexual nunca foi muito completo e agora que ela precisava do marido, existia certo alheamento. Economicamente, a posição do casal era razoável, mas ela não podia parar de trabalhar, pois necessitava de seu salário para os gastos diários e pagamentos das prestações. Os períodos de depressão psíquica e de pessimismo vinham com mais frequência, mas ela teimava em ignorar.

A "dor na coluna" existia e tinha atrapalhado muito, tanto pelos gastos em medicamentos e fisioterapia, como pelos desconfortos. É difícil para o leigo fazer todas essas ligações e verificar se realmente a dor nas costas está ou não ligada a um problema psicológico inicial.

Vamos analisar o problema de D. Ana Maria.

O estado psicológico em que D. Ana Maria vive, principalmente ligado ao fato de se encontrar na menopausa, faz com que ela trabalhe tensa, o que significa com a musculatura contraída. Ao digitar, ao levantar as pastas do arquivo, ao carregar os objetos, ela sente dores na coluna. E os músculos estão tensos porque está nervosa e deprimida, o que, aliás, lhe disse o primeiro médico, receitando-lhe um calmante, pois ela não parava de chorar. D. Ana Maria não tomou o calmante porque aquilo passava, e o que ela queria era ficar livre da "dor na espinha". Portanto, um ciclo vicioso que precisa ser rompido.

AS ALTERAÇÕES FÍSICAS

A tensão muscular em uma pessoa nervosa faz os mesmos estragos no disco, conforme descrevemos no capítulo anterior que relacionamos com a musculatura tensa originária de uma posição postural errada ao trabalhar, ao sentar, etc. Os músculos apertam as vértebras, que apertam os discos, os quais, com o passar dos anos, ficam alterados, produzindo uma discopatia. Esta, por sua vez, estreita o orifício de conjugação, diminuindo o espaço para o nervo, que fica assim submetido mais facilmente a várias agressões posturais. Os atos de levantar peso, torcer o corpo, sentar, dormir e andar inadequadamente passam a causar dores frequentes.

Que as pessoas nervosas têm um endurecimento muscular é fato conhecido. Todos nós sabemos se a pessoa está nervosa, observando-lhe os músculos do rosto, os quais ficam saltados e tensos. Essas pessoas, quando vão ao dentista, de tanto apertar e ranger os maxilares, gastam a dentina dos dentes, que é infinitamente mais dura que os discos intervertebrais.

Outro sinal de que a tensão nervosa enrijece os músculos é visto em um "ataque de nervos", tipo histérico. A pessoa fica com os pés e mãos esticados e a musculatura tão tensa, que, muitas vezes, moças delicadas e fracas conseguem ter uma força extraordinária.

Assim, sob o ponto de vista orgânico, esses músculos agem sobre o disco com todos aqueles detalhes já vistos. Se D. Ana Maria fosse uma dona de casa, só por esses músculos tensos ela acabaria tendo problemas de coluna. Acontece que, por trabalhar em uma profissão em que passa o dia todo sentada, em posições posturais inadequadas, esses músculos já esticados acrescem mais outra tensão muscular de origem nervosa. Assim, são dois os fatores de origem da tensão muscular: o nervoso e o postural. É evidente que esses músculos não têm as condições normais de elasticidade e contratilidade que tem um músculo normal (ou seja, se estica e volta ao normal), pois são músculos duros, tensos. A musculatura, nessas condições, já é dolorida porque, como vimos, fica puxando as fáscias (aponevrose), que, por sua vez, puxam as inserções nos ossos. Além disso, o músculo também fica com dificuldade de circulação e de troca de oxigênio, o que resulta naquele "cansaço", peso nos braços e pernas.

Já vimos que, quando se repousa, os discos ficam livres de suas tensões, apertos e podem recuperar sua altura e se alimentar. Isso ocorre durante o sono. No entanto, as pessoas nervosas, como D. Ana

Maria, não dormem direito, têm sono leve ou insônia e, por isso, não relaxam a musculatura nem de dia e nem de noite, agredindo com grande intensidade os discos.

Essa é a razão pela qual essas pessoas devem relaxar os músculos e, se necessário, tomar sedativos para dormir, pois, sem esse relaxamento noturno, não darão repouso em nenhum momento à sua coluna e, especialmente, a seus músculos e discos.

A TENSÃO SEXUAL E O NERVOSISMO

Além desse tipo de agressão da coluna por meio da ação dos músculos, a sexualidade reprimida, na maioria das vezes, também causa um aumento de tensão muscular. Inúmeras mulheres e uma grande quantidade de homens com problemas na área sexual, de difícil racionalização, têm como resultante um aumento do seu nervosismo e, como consequência, um aumento da tensão muscular.

A sensação de relaxamento que se produz após um ato sexual bem conduzido por ambos os parceiros pode dar a ideia do estado tensional que pode provocar; ao contrário de quando é reprimido ou quando não é conduzido adequadamente. As mulheres que têm maiores problemas de atingir o orgasmo são as que pagam maior tributo resultante dos distúrbios dessa área. Há, porém, por ocasião da menopausa, uma exacerbação dessa excitação, que se mistura com problemas emocionais, além de outros, como osteoporose, que precisam de um tratamento mais apurado e completo.

As mulheres também sentem a influência do fator hormonal, por ocasião das menstruações, quando as dores na espinha aumentam em associação com o aumento da irritabilidade "daqueles dias".

É muito importante as pessoas saberem que o fator sexual, tanto pela libido, como pelos hormônios sexuais propriamente ditos, pode agir pela piora do nervosismo, ansiedade, angústia, depressão, resultando em um aumento de tensão muscular, que causa um cortejo de distúrbios físicos na coluna. A resolução desse problema é muito individual, entrando fatores éticos, religiosos, educacionais e, principalmente, morais, que a pessoa deve saber enfrentar, mas não ignorar. Uns sublimam esse problema no esporte, no serviço social, nos filhos, no trabalho, nos estudos ou em outros setores. A solução quase sempre deve ser acompanhada por adequado suprimento medicamentoso.

A prática tem demonstrado que, nesse particular, as mulheres jovens têm maiores problemas do que os homens.

MÉTODOS PARA RELAXAMENTO

Para que se consiga um relaxamento muscular adequado, devem-se resolver todos os problemas causadores de angústia, depressão, fobias, frustrações, exaltação, etc., que a vida traz às pessoas. Isso é mais fácil dizer do que fazer, pois, geralmente, esses problemas todos são decorrentes de uma falta de amadurecimento para enfrentá-los, mesmo em pessoas de idade mais avançada.

Há fatos inexoráveis: a doença cardíaca em uma pessoa idosa. Há a realidade econômica em cada família, que não permite ter um apartamento de veraneio, comprar outro automóvel ou fazer "aquela viagem".

Muitas vezes, o amadurecimento psicológico precisa ser tamanho, que permita resolver sair de um emprego "estressante" de quinze anos porque não há condições de conviver com "aquele chefe". A análise da vida matrimonial e sexual de cada um é imperativa para a solução do "nervosismo". As soluções precisam ser realistas e inclusive com uma constatação de potencialidade. "Posso esperar tais e tais coisas de meu marido ou minha esposa, mas ela ou ele tem ou não condições de corresponder. Posso tomar tais e quais atitudes para melhorar. Que tal outra cidade? E se começasse a escolher outra profissão?".

É extraordinário como as pessoas ficam mais confiantes e realizadas quando fazem um plano realista de análise de sua vida, do seu cônjuge e de seu futuro. É importante fazer reavaliações periódicas.

Na vida moderna, principalmente nas grandes cidades, em que as pessoas não têm mais tempo para nada, é necessária uma parada de alguns segundos, de preferência à noite, para fazer uma revisão do dia. Poderão perguntar a si próprias: O que fiz hoje de bom? O que poderia ter feito melhor? (Com relação a meu cônjuge, meus filhos, meu trabalho, às outras pessoas, nesta circunstância e naquela...) E, em seguida, tomar resoluções que poderão ajudá-las a vencer naquelas falhas descobertas se forem postas em prática no dia a dia. Isto realizado diariamente, sem exagero é claro, o que poderia induzi-las ao egoísmo, resultará em conhecimento próprio, que é muito importante, e tanto o convívio familiar como o trato com as outras pessoas se tornarão mais agradáveis.

Isso representa sinal de amadurecimento, que certamente levará ao âmago do conflito, resolvendo-o ou acomodando-o, sem problemas de tensão psicológica.

De maneira geral, a maior parte das pessoas tem um aumento progressivo de tensão nervosa de tipos variados até chegar a níveis perigosos; por isso, o ideal é tirar férias periódicas. Se não for possível por longos períodos, é importante quebrar a tensão com regulares passeios, ida a um clube ou à praia em fins de semana. Individualmente, a pessoa tem que quebrar a tensão diária com um bom filme na TV, um bate-papo, um cinema, um drinque, um período de música não barulhenta. Se possível, descansar deitada em um colchão duro ou no chão. Uma cochilada de 10 ou 15 minutos é muito repousante, em qualquer parte do dia.

Ioga, treinamento autógeno, meditação transcendental, sauna são outros meios usados para o relaxamento muscular. Alguns médicos usam hipnose como meio auxiliar ou indicam calmantes antidistônicos. Apenas tomar um chá de camomila e ouvir uma música suave na penumbra também é uma ótima solução. Não importam os meios, o que interessa é relaxar.

O importante é achar um meio adequado, individual, fácil, eficiente e periódico de relaxar as tensões psíquicas.

Algumas pessoas conseguem isso assistindo a uma partida de futebol, outras jogando cartas ou passeando em um jardim. Todos os meios são válidos, desde que aliviem a carga emocional.

Temos realizado com pacientes o treinamento autógeno individual de relaxamento; porém, como é muito complexo para explicar neste livro, sugerimos a leitura dos livros indicados.

Já vimos em capítulo precedente que o estado da musculatura está intimamente relacionado com o estado psíquico. Não só o estado muscular reflete o estado psíquico, mas o contrário também é válido, isto é, os músculos podem influenciar a mente. Assim, as pessoas que conseguem controlar a contração muscular relaxando acabam tendo uma diminuição de sua tensão psíquica. Os ioguistas religiosos, espiritualistas, bem-humorados, otimistas têm a musculatura menos tensa e, quando necessário, conseguem relaxar mais facilmente.

Existem vários métodos para se obter esse relaxamento: a ioga é o mais popular, o treinamento autógeno do Dr. J. H. Schultz (há o livro em português com esse título); *Técnicas de relaxamento*, do Dr. P. Sandor et al.; *Treinamento autógeno e equilíbrio psicotônico*, Dr. Cesário M. Hossri; além da auto-hipnose (em português existe *Ajuda-te pela auto-hipnose*, de F. Caprio). Outro método de relaxamento é o de Jacobson, que explicamos nos exercícios (Capítulo 21).

Usamos o método do treinamento autógeno do Prof. Schultz, que afirma categoricamente: "Relaxação, no treinamento autógeno, não é apenas um caminho para chegar à tranquilidade do ensimesmamento, mas possui, além disso, valor intrínseco. Todo o ser vivo oscila entre dois pólos: tensão-relaxação. O animal sadio, quando inativo, dorme. O homem moderno necessita um máximo de tensão em seu rendimento e autodomínio; por isso se "espasmodiza" facilmente, com o consequente transtorno de funções digestivas, respiratórias, sem contar as dores e alterações da esfera psíquica. O treinamento autógeno exige uma participação incondicional e persistente da concentração interna, sem recorrer à vontade consciente, mas serve-se a uma entrega interior a determinadas "representações preestabelecidas". O autorrelaxamento do treinamento autógeno tem por objetivo um relaxamento interno progressivo, conseguido mediante exercícios previamente formulados. Nas grandes cidades existem clínicas que realizam esse ensinamento mediante cursos.

Os objetivos do treinamento são:

1. repouso reparador;
2. autotranquilização, conseguida pela "relaxação interna" e pelo relaxamento muscular;
1. autorregulação das funções orgânicas, com aumento de rendimento em algumas;
2. supressão da dor, não por aumento da capacidade de resistir ao sofrimento, mas sim do "não aparecimento da dor";
3. autodeterminação, autocrítica e autodomínio das emoções.

RESUMO

1. *O estado de nervosismo resulta em tensão muscular, que causa uma cadeia conhecida de agressões físicas na coluna.*

2. *O "nervosismo" é mal aceito pelas pessoas que preferem ignorá-lo a combatê-lo e, por isso, os próprios pacientes se convencem de que não têm essa reação nervosa e que tomar calmante vicia. As "dores nas costas" são mais facilmente aceitas.*

3. *A atividade sexual conflitiva também resulta em tensão muscular, agindo sobre os músculos. Os hormônios sexuais, principalmente os femininos, influem na época da menopausa e antes da menstruação. No homem, se bem que menos em umerosos, também os conflitos sexuais causam essa tensão muscular.*

4. *O relaxamento periódico dessa tensão é importante, principalmente à noite, no sono. Quando necessário, deve-se tomar calmante para dormir.*

5. *O amadurecimento no relacionamento das pessoas entre si e em relação aos fatos da vida, além de um método individual fácil e periódico de relaxar, é importante para evitar tensões musculares que causam as dores na coluna.*

7
Sinais clínicos das dores da coluna

Como já foi visto (Figura 1), pode-se dividir a coluna em quatro regiões anatômicas: A cervical, a dorsal ou torácica, a lombar e a sacrococcigeana. Cada região apresenta sinais clínicos próprios.

Já foi dito, inúmeras vezes, que o sintoma clínico mais importante dos problemas da coluna é a dor, e em todos os fenômenos dolorosos existe a presença de um nervo.

Os nervos da coluna têm uma distribuição anatômica regular e são originários da medula nervosa, localizada no interior da coluna óssea.

De maneira simplificada, podemos dizer que saem dois tipos de fibras nervosas da medula nervosa: uma sensitiva e outra motora, que se juntam em um nervo único, que sai através do *orifício de conjugação* (Figura 3). Esse nervo, como já vimos, é o nervo raquidiano ou espinhal, que são em torno de trinta pares (há, porém, muitas variações anatômicas de indivíduo para indivíduo). Como há fibras sensitivas nervosas responsáveis tanto pela sensibilidade (dor, sensação de calor e frio, sensação tátil, de profundidade, etc.) como pela motora (a movimentação dos músculos), são considerados nervos *mistos*.

A distribuição desses nervos é regular (Figura 5), e corresponde ao aparecimento de segmentos do organismo do feto conhecido como *metâmeros*. Essa parte embrionária, de início pequena, tem já definido: a pele, o músculo, os ossos a que esses nervos vão estar ligados. Por isso, há metâmeros que crescem muito, como aqueles em que estão localizados os braços e pernas; porém, os nervos iniciais permanecem ligados à sensibilidade e motricidade desses segmentos, por isso pode-se fazer um mapa dessa distribuição.

Pode-se observar (Figura 4), que o nervo espinhal que estiver sofrendo uma pressão no orifício de conjugação, localizado, por exemplo, entre as vértebras C6 e C7 (sexta e sétima cervical), poderá produzir uma dor localizada no braço direito ou esquerdo (vai depender do lado em que o orifício de conjugação estiver danificado), ou até o dedo mínimo e médio. A dor corresponde a um distúrbio da *sensibilidade* do nervo sensitivo (que pode ser formigamento, adormecimento, etc.). Todavia, muitas vezes, pode ocorrer que exista uma perda de força do braço ou lado do corpo e isso corresponde a um distúrbio *motor* do nervo.

Na prática, entretanto, os nervos que saem dos orifícios de conjugação, isoladamente, se juntam e se ligam entre si, dando origem ao que se chama *plexo nervoso*. Temos dois plexos importantes: na altura do braço e perto da região do omoplata, que é o *plexo coracobraquial*, responsáveis pela maioria dos distúrbios do braço e do tórax. No fim da coluna, temos um outro *plexo* que resulta da união de vários nervos: o *plexo lombossacro*, que origina o *nervo ciático*.

EVOLUÇÃO DAS AGRESSÕES DO NERVO

O que costuma ocorrer em relação ao nervo espinhal que está apertado no orifício de conjugação é o seguinte processo: 1) O orifício estreitado deixa o nervo mais exposto aos osteófitos, que, em movimentos não adequados, agridem o nervo. De início, essa agressão não causa dor, mas formigamento e adormecimento nas extremidades (mãos e pés). 2) Nesse período inicial, o nervo agredido torna-se um pouco mais volumoso, ficando inchado ou edemaciado. Isso resulta no nervo mais apertado no orifício estreitado, dando origem à dor. Os medicamentos usados nessa fase agem diminuindo os inchaços do nervo. 3) Em seguida, como a pessoa continua a ter posturas erradas e a agredir esse nervo, o inchaço aumenta e o nervo passa a sofrer maior estrangulamento. Nesse período, começa a surgir "perda de força", tanto no braço como nas pernas. Não é aquele "cansaço" que já vimos antes (sensação de braço ou perna pesados) e que corresponde a um estado de tensão muscular que os impede de realizarem suas trocas internas normais. É realmente uma "falta de força" muscular, de segurar objetos mais pesados que acabam caindo das mãos. Então há dificuldade de dar um passo, deixando a marcha descoordenada.

Nessa altura, o médico, ao fazer o exame clínico, pode perceber que ao lado da dor começam a diminuir os reflexos (é aquela pesquisa feita com a batidinha do martelo no joelho). 4) O sofrimento do nervo pode acentuar-se mais e produzir uma diminuição de massa muscular que fica atrofiada. Assim, a musculatura da coxa ou do antebraço fica menor em relação ao outro lado. Nessa ocasião, a dor está insuportável e surge a suspeita clínica de que também possa ser complicado o caso com uma hérnia de disco, havendo necessidade de fazer uma série de exames mais complicados e a indicação, talvez, de uma cirurgia.

Já dissemos que o nervo espinhal é misto; é motor e sensitivo; é por isso que nas complicações acima, à dor que é uma sensação, segue-se uma complicação motora que afeta o movimento do braço ou da perna. No entanto, podem surgir outras alterações sensitivas, como sensação de calor na planta dos pés, como se estivesse andando em brasa, logo de manhã ao descer da cama. A mão pode ficar com sua sensação de frio ou calor alterada. Pode também ser acompanhada de suores irregulares nos braços, pernas, mãos e pés.

Por outro lado, como já vimos, esses nervos espinhais, além de seus ramos ligados ao sistema nervoso central, dão ramos ligados ao sistema nervoso simpático involuntário, com irradiação para as vísceras internas da região correspondente, como os órgãos da face, do abdome e do tórax, que causam alguns distúrbios ainda não muito bem estudados. Também já vimos que os *acupunturistas* e os *quiropráticos* baseiam suas explicações das doenças nesses ramos ainda não bem conhecidos desse sistema nervoso.

Já observamos inúmeras vezes no consultório que há pessoas que têm certos distúrbios, dores de estômago, por exemplo, como o caso do Sr. Otávio. Foram tiradas várias radiografias e feitos outros exames; porém, nunca foi constatado nada no estômago, mas, depois de alguns anos, começaram a doer-lhe as costas. O Sr. Otávio trabalha como marceneiro e adota uma postura viciosa no serviço. Quando ele melhorou da coluna acabou "sarando" do distúrbio do estômago.

O acupunturista tem colocado as agulhas no meridiano correspondente ao nervo raquidiano da região do "metâmero" da dor. Os *quiropráticos* fazem "manipulações" na coluna e na região relacionada aos nervos raquídeos do setor. A medicina clássica aplica trações, ondas curtas, relaxantes musculares, etc. São vários métodos para chegar a um objetivo: liberar o nervo.

O que se pretende é chamar a atenção para o fato de existirem alguns sinais clínicos de distúrbios viscerais internos que podem estar ligados aos da coluna e que podem, inclusive, iniciar-se antes mesmo das "dores nas costas". É uma relação de difícil comprovação científica, pois é mais observada na prática diária. É conhecido o fato de que as mulheres se queixam mais das dores na coluna lombar no período pré-menstrual. Ocorre também o inverso, em que distúrbios da coluna causam piora das afecções ginecológicas. As dores na coluna lombar estão provavelmente relacionadas com os distúrbios da bexiga, próstata, ureter, etc. Nos sinais indefinidos de distúrbios intestinais, gástricos e vesiculares, pode ser que os nervos apertados tenham uma participação. Esses distúrbios e essas associações são pouco estudados e entendidos, mas existem e devem ser mais bem investigados no futuro.

SINAIS CLÍNICOS NA COLUNA CERVICAL

A dor de cabeça é frequente. Localiza-se principalmente na nuca, pois está associada com problema de tensão psíquica e tensão muscular local. Há casos em que ocorre *nevralgia* na face ou *dores de ouvido.* Há muitos pacientes que melhoram da sua audição, de seus problemas de nariz e às vezes até da laringe com o tratamento da coluna cervical; mas é difícil dizer se ficaram aliviados por causa do tratamento em si ou porque sentem o médico e a família dando-lhes atenção e carinho.

A coluna cervical tem uma síndrome complexa chamada de Barré Liéou, causando distúrbios para o lado do ouvido, com tontura, zumbido (muitas vezes está ligado aos problemas de pressão arterial alta), ânsia de vômito e até problemas de surdez. Muitas vezes, há um desequilíbrio no labirinto e a pessoa trata-se inúmeros anos com a medicação para esse mal, sem melhora, obtendo "cura" espetacular quando se trata da coluna cervical. Pode ocorrer também o inverso. Um dado importante é que todas as vezes que ocorrem os problemas de labirinto associado com dor de cabeça, deve-se pensar que a coluna cervical deve ter uma participação nítida.

O *torcicolo*, que representa a tetania dos músculos do pescoço, é um outro sintoma que deve chamar a atenção para os problemas da coluna e, principalmente, para os problemas psíquicos que causam a tensão muscular.

O que se observa muito no consultório é que grande parte de pacientes com distúrbios de coluna cervical vem se queixando de dores no ombro e na região alta das costas e que, inadvertidamente, já sofreram algumas infiltrações no ombro, pensando que fossem calcificações locais, pois tinham dificuldade de levantar o braço. Com o tratamento da coluna há quase sempre um alívio mais imediato dessa sintomatologia.

A discopatia em C6 e C7 pode dar dores na região anterior do tórax, produzindo, em certas mulheres, dor nos seios e nos homens, dor do tipo "angina" ou infarto. No primeiro caso, o ginecologista é procurado e, às vezes, recomenda o uso de hormônios quando, na realidade, o problema é postura. No caso da dor pré-cordial, o cardiologista é procurado e indica a realização de um eletrocardiograma que demonstra que não há nenhuma alteração importante. O nome dado às dores de coluna cervical é de *cervicobraquialgia* (bráquios = braços), pois iniciam-se no pescoço e difundem-se para os braços.

SINAIS CLÍNICOS DA COLUNA TORÁCICA

A coluna dorsal ou torácica é o segmento menos móvel por causa das costelas e por isso é mais difícil ter o orifício de conjugação estreitado, originando os distúrbios já apontados. As nevralgias intercostais ou dores difusas na parte anterior do tórax devem sempre levantar a preocupação de verificar se não se trata de um problema pulmonar, cardíaco ou mesmo gástrico. O herpes-zóster, que o povo chama de "cobreiro", na realidade, pode deixar uma dor de difícil tratamento do nervo espinhal da região correspondente.

SINTOMAS CLÍNICOS DA COLUNA LOMBOSSACRA

As colunas lombar e sacral têm íntima correlação, pois estão muito relacionadas com os problemas de postura e com a posição da bacia no equilíbrio da coluna. Além disso, é ali que se localiza o nervo ciático que tem uma sintomatologia exuberante, pois se trata do maior nervo espinhal. Frequentemente, os problemas dessa região se iniciam por uma dor localizada no calcanhar, na coxa ou na barriga da perna. É a região que traz incidência de uma dor típica que se inicia nas nádegas e se espalha para as coxas na altura da cintura (lombalgia). Pode também se espalhar para as pernas, na região posterior ou de lado, atingindo os dedos dos pés (ciatalgia). Geralmente existem as duas alterações associadas. Dá-se, portanto, o nome de lombociatalgia a esse distúrbio doloroso que, iniciando-se na cintura, é irradiado para as pernas. A lombociatalgia é conhecida também como lumbago, em linguagem popular.

Nessa região também existe uma grande quantidade de anomalias ósseas congênitas, como *spina bifida* (quando não se solda a apófise espinhosa), *megapófise* (quando uma das apófises transversais da última vértebra se solda com o sacro), *vértebra de transição* (uma vértebra que não se desenvolveu adequadamente), *aumento do ângulo lombossacro* (é o ângulo formado entre a última vértebra lombar e o osso sacro que fica muito aumentado, acentuando a curva da lordose).

Como a coluna lombar está em uma posição inclinada sobre o osso sacro, cria uma série de alterações, antes apontadas, que causam uma instabilidade osso-ligamentar, podendo resultar em movimentos entre as vértebras e o sacro que normalmente não existem. Essa movimentação pode implicar em agressões ao próprio nervo ciático que passa nessa região. Essa instabilidade deve ser pesquisada e, muitas vezes, é resultante de uma *listese* (escorregamento da vértebra) que pode ser corrigida adequadamente com um colete, às vezes com cirurgia, além da postura correta. A cãibra dos músculos da perna tem várias causas, mas nas pessoas com problemas de coluna lombar é frequente associar-se esse sintoma incômodo.

SINTOMAS CLÍNICOS DA REGIÃO COCCIGEANA

Algumas pessoas caem sentadas e luxam (deslocam) o cóccix, que passa a apertar o nervo da região, tendo dores frequentes ao sentar ou às relações sexuais. Mesmo aí, o componente psicológico, principalmente relacionado à esfera sexual, pode se instalar deixando um dolorimento prolongado. Os cuidados ao sentar e tratamentos locais podem resolver perfeitamente o problema.

RESUMO

1. *Os nervos espinhais são mistos, sensitivos e motores, dando, pois, além das modificações da sensação de dor, das alterações motoras como perda de força e atrofias, formigamento, adormecimento das extremidades.*

2. *Além disso, os nervos têm um componente visceral ligado ao sistema nervoso involuntário, que pode causar uma série de sintomas dos órgãos internos, difíceis de identificar e correlacionar.*

3. *A coluna cervical causa as **cervicobraquialgias**. É a mais rica em sintomas clínicos, cefaleia, zumbidos, ânsia de vômito, dores na face, pescoço, ombro e membros superiores, além de dores na frente do tórax, como também formigamento e adormecimento nos braços, mãos e dedos.*

4. *A região dorsal ou torácica não apresenta quase sintomatologia porque é uma região estabilizada pelas costelas.*

5. *A coluna lombossacra é responsável pelas **lombociatalgias**, as dores originárias da irritação do nervo ciático, o maior dos nervos espinhais. A dor na cintura e nádegas (lombalgia) e a dor nas pernas (ciatalgia) também é conhecida como lumbago.*

6. *Na região lombossacral existe uma série de alterações ósseas que causam uma instabilidade na região que, mesmo às vezes corrigindo-se a postura, há necessidade de um colete no homem ou uma cinta-calça na mulher.*

7. *O cóccix pode ficar dolorido (coccialgia), após uma queda sentada, e também pode associar-se com problemas de área psicológica, principalmente na esfera sexual.*

8

Métodos de diagnóstico

Em todo diagnóstico médico existem três etapas:
1. história que o paciente conta;
2. exame físico que o médico faz para confirmar ou descobrir novos dados; e
3. exames laboratoriais, para confirmar uma das hipóteses que o médico fez.

HISTÓRIA CLÍNICA

O paciente com problemas de coluna geralmente já vem ao consultório com a radiografia debaixo do braço, com uma grande quantidade de receitas e muito contrariado por já haver visitado uma série de especialistas médicos e um grande número de clínicas leigas.

Assim, o histórico dos padecimentos e a sua ordem cronológica são, muita vezes, difíceis de estabelecer, pois o paciente já esteve submetido a tantos tratamentos que seria quase impossível descrevê-los.

Entretanto, como existem muitos casos fáceis de diagnosticar, há um grande número com inúmeras particularidades que até o médico tem dificuldade de orientar, como, por exemplo, certas dores que começam no ombro, originando dificuldades de movimentar os braços, certos dolorimentos que passam na região anterior do peito, confundindo-se com dores anginosas (originárias do coração) ou dolorimento dos seios. Há também dores caprichosas de pernas, pés e de certas regiões do sacro ou então de músculos que ficam doloridos, sem uma coordenação adequada, que só remotamente lembram problemas de coluna.

No entanto, o que chama a atenção para as afecções de coluna e às quais, infelizmente, a maioria dos médicos não faz a devida associação, são esses pacientes em que "dói tudo", são "poliqueixosos" (como dizem os médicos), têm cansaço indefinido e não têm toda a série de sintomas que lembram a dor na coluna causada pela *discartrose*. Grande parte desse tipo de paciente é enviada ao psiquiatra por apresentar um estado de depressão psíquica; esse, infelizmente, não lhe dá uma orientação nos seus padecimentos orgânico-posturais. Essas pessoas são as portadoras das *fibrosites* e que serão sérias candidatas a uma *discopatia* no futuro, se não for tratado junto com seus problemas psíquicos, seus problemas de postura.

EXAME FÍSICO

De preferência deve ser feito com pouca roupa para observar os detalhes. A primeira atitude é observar a postura da coluna, em pé, apoiado sobre os dois pés. Examinar se a cabeça não está pendente de lado ou para a frente, observar o traçado da espinha torácica, se os ossos da bacia não estão inclinados, o alinhamento dos pés e se há "pé chato".

Em seguida, analisar quando a pessoa anda, com todos esses elementos, principalmente os pés. Pedir que ela execute vários movimentos com o pescoço, mãos e pernas para se estudar onde se origina a dor e o grau de mobilidade da coluna.

É importante, nos jovens, dobrar o corpo para a frente e verificar se os omoplatas não estão desnivelados, pois isso é sinal de *escoliose*. Depois deve-se passar à "palpação" das apófises espinhosas e verificar onde doem os nervos espinhais quando comprimidos. Verificar o grau de tensão muscular já avaliando o estado de tensão emocional e, principalmente, as posturas dolorosas. A *percussão* (uma série de batidas leves nas regiões dos reflexos: joelho, calcanhar, cotovelo, etc.) dá uma ideia do comprometimento nervoso e do grau de lesão neuromuscular. Nessa ocasião em que a pessoa deverá estar deitada, levantar-lhe a perna esticada para pesquisar o ciático (sinal de Lasègue). Em seguida, passar a medir as massas musculares (para ver se não há atrofias de um lado comparado com outro), e o comprimento dos membros, tanto das mãos como dos pés. É importante também verificar se não há pé chato e se não há *desnivelamento* da bacia, se a bacia não está tendendo para um ou outro lado, por motivo da presença de uma *escoliose*.

Assim, o médico, depois de um exame físico completo, tem a ideia de qual segmento da coluna está mais afetado, do comprimento muscular, nervoso, da presença de escoliose e alterações dos joelhos e dos pés; portanto, do que deverá corrigir na postura da pessoa. Completar o exame clínico com uma verificação do estado das juntas das mãos, cotovelos, joelhos, etc., além de um exame clínico que inclua tomada de pressão arterial (que pode ser responsável pelas tonturas e zumbidos), exame do abdome (para observar: obesidade, gases intestinais, afecções ginecológicas, renais, etc.), a fim de afastar outros distúrbios que podem complicar uma dor na coluna, por meio de uma dor referida.

Essa é a razão por que a primeira consulta de problemas de coluna deve ser feita ao clínico geral especializado em articulações e ossos que é o reumatologista. Observando, de início, o paciente como um todo, poderá orientar se o distúrbio é primitivo, ou seja, se a sede inicial é na coluna ou se a dor na coluna é uma repercussão de um distúrbio de outro órgão ou do psiquismo. Por estar mais acostumado a processos não cirúrgicos e por ser essencialmente um clínico, poderá observar e tratar os aspectos clínicos gerais, como obesidade, hipertensão arterial, tensão nervosa, etc., que podem repercutir sobre a coluna, dando uma orientação sem precisar recorrer a inúmeros médicos, criando um bom relacionamento médico-paciente bem mais adequado para melhorar as dores de coluna.

EXAMES LABORATORIAIS

São exames auxiliares no diagnóstico, que o médico solicita para afastar ou confirmar as hipóteses clínicas que fez.

A maioria dos exames de laboratório, em quase todas as especialidades médicas, não dá sempre o diagnóstico definitivo da moléstia. No capítulo especial da coluna ocorre o mesmo.

Para afastar os distúrbios reumatológicos, como *artrite reumatoide*, os exames laboratoriais podem trazer alguns dados evidentes, principalmente nas pessoas adultas. Nas crianças com esse problema, os exames laboratoriais informam pouco. Deve-se lembrar que a prova do Latex pode ser negativa, não significando que não exista a artrite reumatoide, e sim que ela agora não está em atividade ou que é do tipo mais benigno, conhecida como artrite reumatoide soro negativa.

Outra afecção muito séria de coluna que afeta jovens até 40 anos é a *espondilite anquilosante*. É uma espécie de artrite reumatoide que atinge a coluna e a região do sacroilíaco e que, se não for tratada adequadamente, deixará a pessoa com a coluna dura, sem movimentos (ver p. 174). Infelizmente, essa doença também tem pouca expressão laboratorial, sendo mais reconhecida pelo especialista por meio de exames clínico e radiológico.

A desmineralização (osteoporose), por si só, pode causar dores na coluna porque também causa a diminuição do orifício de conjugação. Em várias ocasiões pode ocorrer a osteoporose: na menopausa, nos períodos longos de repouso, por distúrbios de glândulas internas, ingestão de corticosteroides ou problemas tumorais.

Muitas vezes pode surgir, ao contrário, uma condenação das vértebras, como na doença de Paget, na tuberculose óssea (mal de Pott) ou mesmo tumores locais. Nesses casos, são solicitados outros exames, como: eletroforese, fosfatases, dosagem de cálcio, fósforo, etc., para afastar as dores do tipo tumoral, metastático ou infeccioso (ver Capítulo 19).

RADIOGRAFIA DA COLUNA

É evidente que todos os exames laboratoriais devem ser feitos corretamente, mas, principalmente, a radiografia da coluna. Há aparelhos de raios X que não têm suficiente penetração para fazer uma radiografia de coluna; porém, inúmeros prontos-socorros tiram essas radiografias assim mesmo, entregando-as aos pacientes com extensos relatórios. A coluna, como vimos, tem uma série de ossos que se superpõem uns aos outros, causando uma série de sombras claras e escuras que deverão ser interpretadas. Com as radiografias pouco penetrantes desses aparelhos de raios X inadequados, as sombras saem todas escuras, impossíveis de se ver e de se avaliar corretamente o problema ósseo.

Uma radiografia bem feita com o contraste claro-escuro permite uma boa avaliação de estruturas que deixam atravessar os raios X: como são os músculos, o disco e as estruturas que impedem essa passagem e como são os ossos e articulações.

As posições pedidas são: de frente, de perfil e oblíqua, e Fergueson (na coluna lombar) a fim de se estudar a configuração da coluna em geral, dos orifícios de conjugação no pescoço e na região lombar, além da situação dos discos e dos osteófitos ("bicos de papagaio") que já vimos.

Na radiografia da coluna, ocorre com frequência uma dissociação clínico-radiológica, ou seja, podem ocorrer casos com alterações muito sérias em todas as estruturas de coluna e o paciente apresentar um quadro clínico de dores banais ou de pouca intensidade. No entanto, pode ocorrer o inverso. O paciente tem um quadro de dor muito intensa, mas, ao fazer a radiografia, não se constata nenhuma alteração importante que justifique a dor.

Isso é explicável por dois motivos:

1. várias dores surgem quando o disco está naquela fase inicial de alterações, em que, conforme já dissemos, se formam "prateleiras fibrosas" antes de se formarem os osteófitos. Nesse período, não surgem as imagens nos raios X, porque, como já vimos antes, somente muito tempo depois é que haverá calcificações, originando os osteófitos ("bicos de papagaio") visíveis;

2. grande número de dores de coluna são originárias da massa muscular por estiramento ou por contração. Os músculos, como já se sabe, não aparecem na radiografia.

Todos os casos em que, feita a radiografia, se comprovam grandes alterações de coluna sem dores, com raras exceções, são pacientes que, ao trabalharem, usaram muito a coluna; porém, que têm grande estabilidade emocional e psíquica, deixando a musculatura íntegra. É que, no exercício de sua atividade, foram desenvolvendo a musculatura adequadamente. Tivemos oportunidade de analisar as radiografias de esportistas e verificamos que a estrutura da coluna estava completamente alterada; porém, não havia queixas de dores, porque, nesses esportistas, houve um desenvolvimento muscular correspondente, além do que eles aprenderam a controlar (contraindo e relaxando) a musculatura. Esse treino deve vir de longa prática e não deverá ser iniciado depois que já se constatou o distúrbio de coluna (ver Capítulo 21).

O fundamental é que não se deve ficar impressionado com as alterações da radiografia, nem com os extensos relatórios, pois não existe nenhuma verdade quando algum profissional diz, olhando a radiografia: "Isso é assim mesmo, dói muito e não tem cura". Procure um outro profissional mais bem informado.

Mielografia é a radiografia com contraste injetado na cavidade medular para estudar a existência de hérnia de disco. Já se praticou, há algum tempo, uma radiografia do próprio disco chamada *discografia*, hoje abandonada em virtude dos problemas futuros que causavam ao disco. A mielografia com contraste iodado também não é totalmente isenta de riscos pelo fato de poderem permanecer restos de contrastes na raquis, causando uma irritação local. Hoje, usa-se contraste aquoso para impedir esse tipo de reação.

A radiografia que permite medir com detalhes se a perna está ou não mais curta, e quantos centímetros, chama-se *escanograma* e já tem uma régua no próprio filme radiológico junto à coluna, para permitir a sua medição.

RESUMO

1. *A maioria dos pacientes com problemas de coluna já tem seu diagnóstico e história, difícil de fazer uma cronologia. Há dores de coluna que se manifestam de forma estranha, de difícil diagnóstico.*

2. *Exames clínicos com inspeção, palpação e pesquisa de reflexos e dos movimentos de coluna são importantes para localizar o problema e avaliar sua gravidade.*

3. *O clínico (reumatologista) é que precisa examinar a coluna, pois deverá avaliar a pressão arterial, o estado de todas as vísceras do abdome, problemas de obesidade, menopausa, osteoporose, etc.*

4. *O diagnóstico é relativamente fácil com a radiografia bem feita. Entretanto, o clínico precisa afastar também outros tipos de dores na coluna, como: tumorais, metástases, tuberculoses, fraturas antigas, etc.*

5. *A radiografia, tecnicamente bem executada, pode apontar valiosos sinais do estado do orifício de conjugação e dos discos. Em muitos casos existe proporção entre a imagem radiológica e a sintomatologia clínica; o importante é tratar o doente, e não a radiografia.*

9

Como levantar e carregar peso

Uma das principais funções da coluna é suportar o peso corporal. Já vimos anteriormente que essa função é desempenhada pela parte anterior da vértebra (Figura 2) e pelo disco intervertebral.

Todo peso extra que levamos representa um esforço a mais sobre essas duas estruturas.

Em estado normal, cerca de 25% do peso que a coluna tem que suportar é absorvido pelo osso do corpo vertebral, e 75% pelos discos intervertebrais. O núcleo, que é gelatinoso, serve como amortecedor de choque e absorve a maior parte desse peso, transmitindo pequena parte para o anel.

O ortopedista suíço Carl Hirsch, já falecido, fez uma experiência e verificou que, colocando um peso sobre duas vértebras e um disco de um jovem recém-autopsiado, o disco rapidamente se achatou para suportar o peso. Retirando o peso verificou que a recuperação da espessura do disco foi muito lenta. Isso significa que se esse disco, que estava em recuperação do esforço anterior, fosse submetido a um outro esforço, encontraria o disco fora de sua melhor capacidade de absorver o choque. Daí pode-se concluir que esforços repetidos e constantes podem causar acentuados distúrbios no disco.

Repetiu depois a mesma experiência com discos de um homem de 45 anos, já com alterações no *anel* e no próprio núcleo. Observou que, ao colocar o peso, o disco se achatava muito mais rapidamente e, depois de retirá-lo, o retorno ao estado anterior, praticamente, levou muitíssimas horas a mais. Daí conclui-se que, quando o disco está alterado, existe uma dificuldade de recuperação em alguns esforços que praticamente devem ser proibidos.

Assim, as profissões que devem obrigar a pessoa a carregar peso durante o dia todo, mesmo que seja pequena essa carga, farão os discos desse trabalhador permanecerem constantemente apertados, trazendo efeitos danosos sobre a estrutura do *anel* e do núcleo: no núcleo, desidratando-o e impedindo-o de se recuperar fisiologicamente; e no *anel*, que fica com uma pressão extra em sua estrutura fibrosa, rompendo-se as fibras.

Existe uma expressão que diz: "As profissões que obrigam indivíduos a carregar 10% de seu peso corporal (em um homem de 70 quilos corresponde a 7 quilos), durante 40% de suas horas de serviço (se trabalham oito horas, correspondem a pouco mais de três horas), farão com que esses indivíduos, com toda certeza, sejam portadores de uma dor nas costas depois dos 50 anos; porém, sem nenhum amparo da lei trabalhista" (ver Figura 7).

LEVANTAR PESO

Existem, na realidade, duas etapas no processo de levantar peso, a primeira é levantar o peso do chão até a cintura e depois levantar o peso da cintura e colocá-lo em uma prateleira ou a uma altura acima da cabeça.

1ª Etapa

Levantar o peso do chão até a cintura inadequadamente causa uma agressão à coluna lombar. Esse movimento é responsável pelo grande número de *lombociatalgias*.

Os discos dessa região, que já suportam, por si só, uma carga de peso muito grande, são situados em posição inclinada, facilmente submetidos também a outras forças, por exemplo, as de escorregamento. A região lombar é um dos locais mais frequentes de presença da discopatia.

Levantar objetos do chão sem dobrar as pernas é realizado talvez por preguiça; porém, isso obriga uma *distensão* muscular forçada, além de deslocar a bacia e a posição vertical da coluna (Figura 8A).

O modo correto de levantar peso (Figura 8B) é com as pernas dobradas. E a posição do objeto levantado também tem importância, se for volumoso e pesado. Este deve ficar preso ao tronco, porque se for erguido afastado, corresponderá, em cálculos matemáticos, a cerca de 10 a 15% a mais da carga para todos os discos da região lombar.

Se na região lombar já existir uma alteração (como ocorre muito frequentemente), pode-se compreender por que o levantamento de pesos e deslocamento de um lugar para outro de carga tem tanta importância.

Se houver alguma dúvida, verifique como atuam as empilhadeiras mecânicas. Um motor aciona uma corrente para levantar o peso. Depois que o peso chega à altura desejada há uma trava que segura o peso. Além disso, na empilhadeira, no instante que leva de um lugar para outro o peso, quem executa o movimento de mudança local são as rodas, que realizam esse serviço movidas por um outro motor, diferente do que levanta o peso.

No homem é a coluna que suporta o levantar do peso com auxílio dos músculos e esses é que são a própria trava que suporta o peso (já vimos que os músculos esticados acabam agredindo a coluna e o próprio disco). Quem leva o peso de um lugar para outro é a própria pessoa, com o auxílio da coluna e dos músculos das pernas.

Assim, o que existe no organismo é uma pequena estrutura para levantar e carregar peso, cujo ponto de apoio e de alavanca é a coluna e, nesta, mais especialmente, são os *discos intervertebrais* que suportam todo o processo.

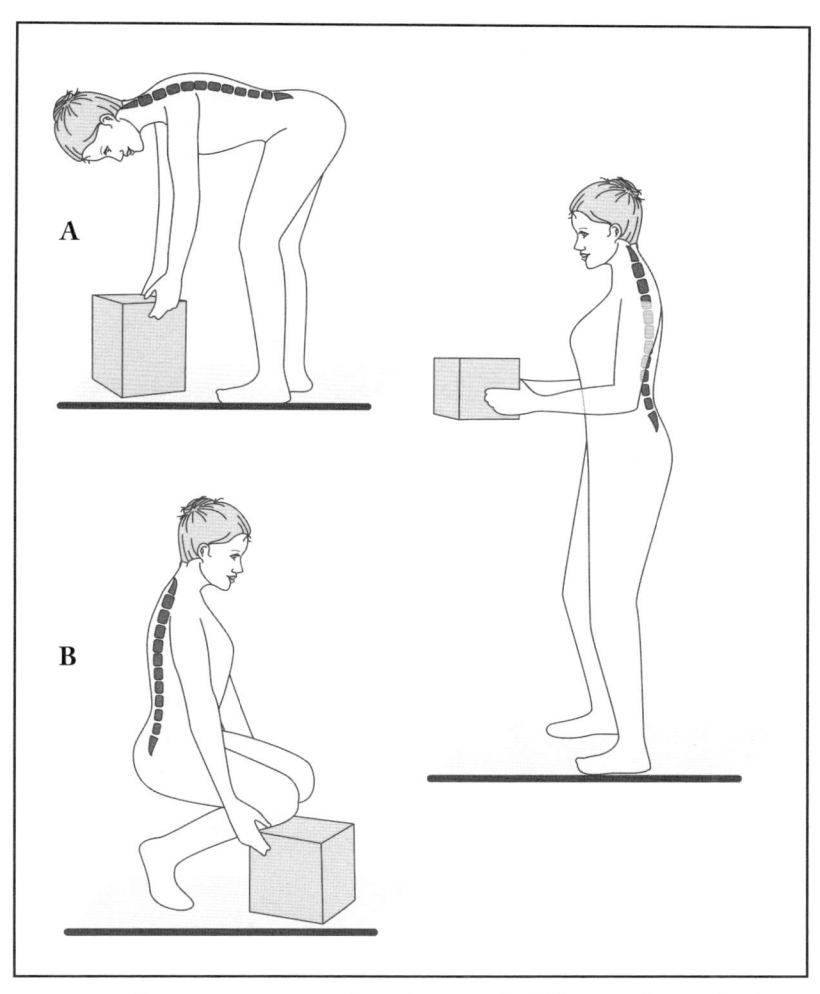

FIGURA 8 Levantar peso: no alto e à esquerda (A), o modo errado de levantar peso. Embaixo e na lateral (B), o modo correto de levantar peso.

Essa sobrecarga foi medida e está representada na Figura 7. Assim, pode-se verificar que as posições em pé, deitada e sentada, por si só, já têm importância. O problema complica-se mais quando, em cada uma dessas posições, há necessidade de se levantar pesos.

2ª Etapa

Ao levantar o peso corretamente até a cintura e colocá-lo sobre uma mesa, fizemos a proteção da coluna lombar, mas se além disso o peso tiver que ser colocado em cima de uma prateleira, estaremos agredindo a coluna cervical, que passará a ter uma sobrecarga de peso nos discos dessa região.

Quando tivermos que colocar o peso em uma prateleira acima da cabeça, temos que subir, com o peso apoiado no corpo, em uma escadinha para colocar o peso adequadamente. Devemos poupar a coluna cervical desse esforço, pois ela é mais fraca que a coluna lombar (Figura 9).

O levantamento correto de peso deve ser treinado no erguer pequenos pesos do chão, como escova, lápis, etc., sempre com os joelhos dobrados e coluna ereta, pois assim se tornará um *reflexo condicionado* e produzirá, instintivamente, a posição correta. A pessoa com problemas na coluna precisa treinar e ter consciência da importância desse exercício. Grande número de pessoas, entre elas muitas donas de casa, não aceitam ter que dobrar os joelhos para levantar pesos.

A segunda etapa no levantamento de peso (ter uma escadinha ou banquinho na cozinha) é ainda mais difícil de se admitir ou realizar. A primeira razão é o medo de cair da escada. A segunda é que as cozinhas, atualmente, são pequenas. Deve-se, pois, procurar resolver o problema, abaixando as prateleiras em que se colocam os objetos.

Ao estender a roupa úmida e pesada no varal (correspondente à 2ª etapa do levantamento de peso), deve-se usar um banco ou escada para fazê-lo. Se não quiser ou tiver receio, deve-se abaixar o varal até onde puder. Para as roupas grandes, convém usar o sistema horizontal em vez de vertical (estendendo o lençol sobre dois varais ao invés de um).

Quem sofre acentualmente com esse tipo de alteração na coluna cervical são os(as) professores(as), que dão aulas escrevendo com giz na parte superior do quadro-negro. Ficam, pois, com o braço estendido, esticado, forçando a fraca musculatura da coluna cervical e estirando a coluna. Como o(a) professor(a) escreve várias horas no

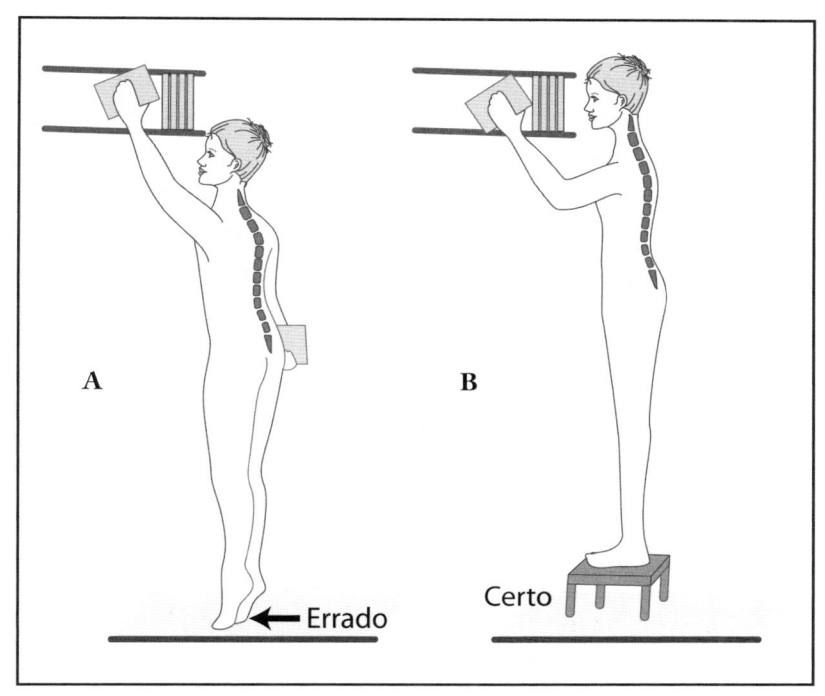

Errado

Certo

FIGURA 9   Estiramento do corpo. (A) Modo errado de colocar pesos acima da cabeça. (B) Sempre colocar uma escada ou banco; isso evita que os braços trabalhem sem apoio.

quadro-negro, durante semanas, meses e por vários anos seguidos, passa a pressionar os discos, causando a discopatia com as alterações no orifício de conjugação. Preocupado(a) com a disciplina da classe, sua tensão nervosa e, portanto, muscular, também fica mais acentuada, além de se concentrar intelectualmente sobre o que está escrevendo.

Essa é a razão por que tantos(as) professores(as) têm distúrbios na coluna cervical. Para corrigir esse erro de postura deveriam:

1. escrever na metade do quadro-negro;
2. colocar um estrado para ficarem mais altos e poderem escrever na parte superior do quadro;

3. não se curvarem sobre a carteira dos alunos, para corrigir seus deveres, pois assim estarão forçando a coluna em uma posição incorreta e trazendo problemas para a coluna lombar. Deverão, pois, chamar os alunos a suas mesas para verificar seus deveres.

A dona de casa, que paga pesado tributo a essa série de posturas incorretas, deveria cuidar-se colocando todos os mantimentos em altura mais acessível, deixando os paneleiros em posição mais baixa e, ao limpar a casa, usar os artifícios recomendados mais adiante.

CARREGAR MALAS, PASTAS E SACOLAS

É evidente que o carregamento de pequenos pesos durante muitas horas acaba fazendo o mesmo efeito que grandes pesos por pouco tempo.

Há profissões em que se carregam malas, pastas ou sacolas o dia inteiro, resultando em um dano acentuado para a coluna. Muitas pessoas dizem: "O que podemos fazer se essa é a nossa profissão?". Existe uma enorme quantidade de iniciativas que podem diminuir esse peso. Por exemplo, é melhor empurrar um peso do que puxar; é melhor puxá-lo do que carregá-lo. Conheci um caixeiro-viajante que colocou uma armação de rodinhas em sua pesada mala e puxava-a quando precisava tirar o mostruário. Depois de algum tempo comprou uma charrete, pois não tinha condições de comprar um carro e levava o mostruário reduzido ao cliente para ele escolher o que desejava, em seguida, ia até a mala na charrete buscar a mercadoria escolhida.

As mulheres que costumam carregar enormes sacolas com 3 a 4 quilos podem diminuí-las sensivelmente, desde que façam uma revisão do que vão levar. Conheço uma senhora que trazia sistematicamente na bolsa que carregava no ombro: um guarda-chuva, capa impermeável, inúmeros documentos, apetrecho de pintura, isqueiro, etc., até que começou a sofrer da coluna cervical e do ombro. Desde então, passou a usar um cinto com bolsos para os documentos e pequenos objetos. Menos estético, porém, mais seguro para a coluna.

O mesmo foi recomendado a uma estudante que levava todos os dias à escola vários livros para uma ou outra eventualidade de necessitar manuseá-los, inclusive um dicionário, além da pasta escolar. Foi explicado a ela o dano que isso causava e o pouco valor que tinha em relação ao aproveitamento na classe e, principalmente, o fato de que isso demonstrava certa angústia e insegurança. Ela aceitou a redução de peso de seus materiais escolares e, com isso, melhorou sua postura e passaram-se as dores.

LEVAR UM PESO DE UM LUGAR PARA OUTRO

Também pode causar problemas. Se o peso for pequeno e o local de transporte estiver próximo, a pessoa, geralmente, faz a coluna funcionar como uma dobradiça. Reparem o que a dona de casa faz ao levar um objeto da pia para o fogão: "torce" o corpo de um lado para o outro.

Quando for necessário transportar objetos de um local para outro, pode-se usar um carrinho, como se faz, por exemplo, nos hospitais e supermercados. Conheço uma dona de casa que usa um lindo carrinho de chá que orna sua sala de visitas para levar os objetos de um quarto para outro. No início todos fizeram chacotas, mas Dona Beatriz, hoje, tem muito menos dores de cabeça e no pescoço.

A grande diferença que existe entre fazer compras nas feiras livres e nos supermercados é o carrinho para levar os produtos, que pode ser empurrado sem sobrecarregar a coluna com sacolas pesadas nas mãos.

TRABALHO COM OS BRAÇOS ELEVADOS

Existem várias profissões em que a pessoa trabalha com os braços estendidos durante horas. O efeito dessa postura sobre a coluna cervical é idêntico ao produzido no(a) professor(a) que dá aula de braço levantado, escrevendo na lousa. A solução é elevar com um estrado o local onde ele(a) fica em pé ou descer o aparelho em que estiver trabalhando, conforme já vimos anteriormente.

RESUMO

1. *Levantar peso e torções na coluna são os movimentos que causam mais danos à coluna, afora os acidentes e traumas que são imprevisíveis e incontroláveis.*

2. *O modo adequado de levantar peso deve ser ensaiado inúmeras vezes, com objetos pequenos, para se transformar em um reflexo condicionado.*

3. *O levantar peso e carregá-lo corretamente têm duas etapas: uma de proteção para a coluna lombar e outra de proteção à coluna cervical.*

4. *A etapa de proteção lombar é dobrar as pernas ao abaixar. A proteção cervical necessita de uma escada, estrado ou do abaixamento dos locais onde se colocam os objetos. Em ambos os casos, os pesos devem ser levados junto ao corpo.*

5. *Carregar bolsas, malas, sacolas e pastas de pequeno peso durante muitas horas corresponde a um grande peso carregado por pouco tempo. Veja mais detalhes nas profissões e nas posturas (ver o último capítulo).*

Torções da coluna

A coluna realiza um movimento de torção sobre seu próprio eixo à custa da rotação do disco intervertebral e com a colaboração dos músculos, das articulações e das vértebras. Esse movimento, entretanto, tem a característica de diminuir a abertura do orifício de conjugação, para o lado em que se realiza. Com isso, evidentemente, pode agredir o nervo espinhal que por ali passa se o disco já estiver alterado (discopatia) ou se houver osteófitos ("bicos de papagaio") ou ainda se a vértebra estiver osteoporótica ou com alterações articulares.

As colunas cervical e lombar podem realizar esses movimentos porque são móveis; a coluna torácica é imóvel e não tem condições de fazer torção do corpo.

Basicamente, a torção é feita com um segmento do corpo fixo e um segmento acima, rodando em posição forçada ou não (Figura 10).

COLUNA CERVICAL

A torção cervical é feita nos discos da coluna cervical, diminuindo os orifícios de conjugação e influindo também sobre a artéria vertebral que corre nesse segmento. É por isso que, muitas vezes, vem associada

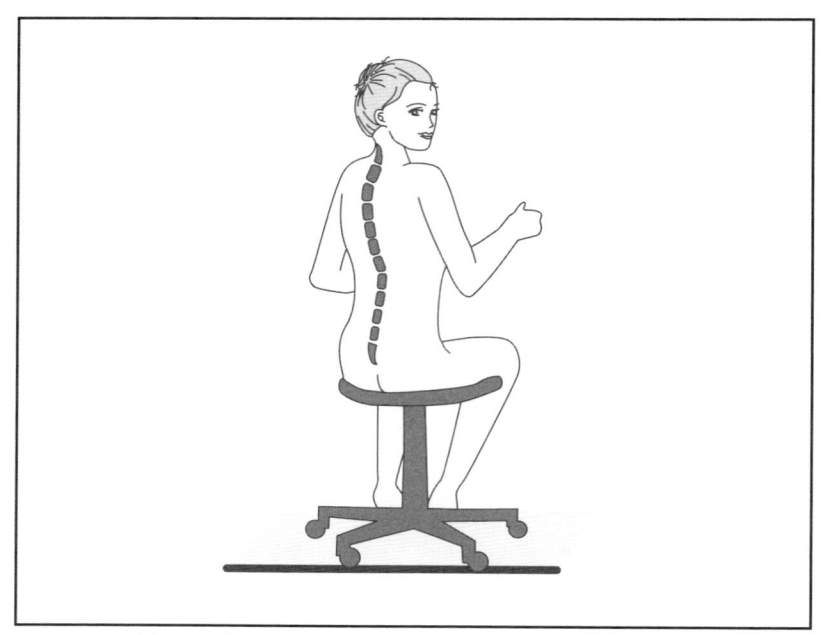

FIGURA 10 Torção do corpo. Movimento que deve ser evitado.

com problemas de tonturas, zumbidos, dor de cabeça, náuseas, etc., confundindo com distúrbios da labirintite.

Reparem na rotação da cabeça, quando um motorista precisa entrar em uma rua e olha para trás, a fim de ver se vem algum automóvel, sem acreditar nos espelhos retrovisores. Os ombros ficam fixos, contidos pelo banco e impedidos de acompanhar o movimento do pescoço que, por si só, deve rodar até o máximo de sua amplitude. Se as estruturas estão íntegras não haverá qualquer dor. Se, porém, o orifício de conjugação já estiver diminuído, haverá uma dor na coluna irradiando-se para o braço e mão. Se a torção for feita diretamente nos músculos, advirá então em *torcicolo* (torci = torção; colo = pescoço). Por isso, é proibido ao portador de *cervicalgia* executar o esforço de balizar ou encostar o automóvel entre dois carros.

O mesmo ocorre quando alguém trabalha digitando e lendo o manuscrito de lado. No entanto, a posição de torção de coluna cervical mais grave ocorre quando esses pacientes dormem de bruços. Nessa posição, a cabeça não consegue acompanhar o restante do corpo porque não se pode ficar com o rosto dentro do travesseiro, impedindo a respiração (ver posições de dormir no Capítulo 13).

Ao dormir de bruços, de ventre virado para baixo, o corpo fica em posição, mas a cabeça fica torcida, "girada" para os lados durante seis a oito horas. No período de sono, há um relaxamento muscular e isso permite que as estruturas sejam torcidas por um processo mecânico de ação direta, sem haver nada que o limite. É verdade que o modo de dormir não é fixo, havendo modificação durante o sono (da posição, do lado de torcer a cabeça), mas, ao final, são todas posturas danosas à coluna cervical, sendo essa a razão por que muitos pacientes acordam com dores.

As mulheres que têm seios volumosos possuem mais uma causa de dores na coluna cervical; porém, elas têm maior dificuldade em dormir de bruços, pois o tamanho dos seios é um fator a mais que dificulta a posição adequada. É mais uma razão para as pacientes adotarem a posição correta e dormir de lado, como veremos a seguir.

COLUNA LOMBAR

A torção de coluna lombar é menos danosa porque é um segmento maior e tem discos mais poderosos, além do que o abdome não permite, em muitos casos, uma rotação completa. O pescoço pode girar sobre o tórax até uma extensão de 50º de cada lado, mas o tronco só roda sobre o sacro em torno de 20º, portanto a torção lombar é mais difícil e mais rara.

A dona de casa costuma produzi-la quando está varrendo e "torce" o corpo para limpar uma sujeira que está atrás dela. O mesmo realiza uma secretária que, sentada em uma cadeira, "roda" o corpo para atender os telefones na mesa localizada atrás.

Várias profissões na indústria causam torções seguidas e repetidas durante a jornada de trabalho, principalmente naquelas em que o trabalho é realizado em máquina de empilhar o produto obtido. Por exemplo, encadernador de livro ou gráfico, que acaba de empilhar o material com o corpo voltado para a frente, "torcendo-o" a seguir para o lado, usa sua coluna como se fosse o eixo de uma dobradiça, para empilhar o material de lado. Geralmente, o produto tem um pequeno peso, suponhamos um livro de 200 a 300 gramas que, por si só, agrava mais o problema.

Mesmo a dona de casa realiza esse ato quando prepara a comida perto da pia, "rodando" o corpo para colocá-la no fogão.

Na posição de dormir também existem torções de coluna lombar, principalmente quando a pessoa dorme de lado e tem quadril largo, pois a perna deve encostar no colchão. A solução desse problema é colocar um pequeno travesseiro (pequeno mesmo) debaixo do joelho, para evitar a torção lombar.

DESCER DA CAMA

Um ato de torção realizado por quase todas as pessoas é feito no instante em que se levantam da cama pela manhã. É a primeira agressão que a coluna sofre.

O paciente deve treinar a descer de modo correto para que isso se torne um ato reflexo, mesmo quando tocar o despertador e tiver que sair correndo. Aliás, as pessoas com problemas de coluna precisam acordar de 5 a 10 minutos antes para conseguirem realizar os seus atos mais adequadamente.

O modo correto de descer da cama, sem causar torção cervical nem lombar, é o seguinte: sem levantar a cabeça, fazer o ombro, aos poucos, e, ao mesmo tempo, o quadril, ficarem de lado. Encurvar os joelhos. Apertar o colchão com a mão que ficou do lado de fora, isto é, a que não está encostada no leito, para dar o impulso de levantar e, ao mesmo tempo, já tirar as pernas para fora. O braço que fica encostado no colchão também pode colaborar para dar o impulso.

Nesse movimento, as costas ficam protegidas e quem faz o impulso de levantar da cama são os braços e as pernas. Nos nossos cursos temos visto pessoas relatarem que obtiveram reais melhoras só com esse procedimento, pois esse ato prejudicial, repetido diariamente, no instante em que a coluna está em relativo repouso, pode causar dores durante o dia, em decorrência dessa agressão inicial.

TORÇÕES COM OS BRAÇOS

Existem várias profissões na indústria e no comércio em que as pessoas executam torções com os braços e as mãos. Essas torções são repetidas e constantes, em atividades como apertar parafusos, torcer chaves, apertar ou soltar "porcas" ou componentes de motores, aparelhos, etc. Se esses atos forem realizados durante 40% do tempo de serviço desses operários, passarão a ser danosos para a coluna. No ato de apertar um parafuso, o operário coloca uma força em direção ao objeto que representa para os músculos das costas um ato semelhante, entretanto inverso, ao de levantar esse mesmo peso.

Temos atendido vários operários que trabalham nos postos de gasolina, abrindo tanques, radiadores, etc., e que já tinham certas alterações na coluna e notamos que acabam tendo dores acentuadas na coluna cervical, em razão desses movimentos de torção das mãos. A dona de casa que "torce" a roupa está sujeita ao mesmo dano.

COMO EVITAR AS TORÇÕES – NÃO TER PREGUIÇA

É evidente que para esses movimentos inadequados, tanto da coluna cervical como da lombar, não serem realizados, apesar de serem hábitos adquiridos durante muitos anos, eles devem ser modificados. Depois, devem-se treinar essas modificações que passarão a substituir os antigos hábitos, tornando-se um reflexo condicionado (ou seja, que se faz sem querer, sem pensar). E mais, se o grau de dores na coluna chegou a um estágio tal de alterações das estruturas, se obrigatoriamente esses atos não forem refeitos, as dores serão companhias constantes, pouco adiantando os analgésicos e as fisioterapias.

Há uma espécie de "muleta" para as pessoas que não têm força de vontade para realizar essas modificações. São os *coletes*, tanto cervicais como lombares, que têm a função de impedir as pessoas de realizarem movimentos inadequados à coluna.

Fundamentalmente, um ato de torção de coluna representa a "preguiça" de realizar um ato complementar. Se a dona de casa, em vez de girar o corpo para trás no instante em que estiver varrendo, tirar os pés do chão e voltar o corpo para apanhar o lixo, terá evitado a torção e ao mesmo tempo não agredirá o orifício de conjugação e seu nervo.

Ainda a dona de casa deve ter o local onde prepara a comida e o fogão a uma distância que não permita "girar" simplesmente o corpo, devendo caminhar um ou dois passos para levar à panela.

A secretária que digita tem que corrigir a posição dos telefones que ficam localizados à sua retaguarda e colocá-los à sua frente, evitando torcer o corpo. Quando estiver digitando, deverá evitar a colocação do manuscrito do lado e torcer o pescoço o tempo todo, ao copiá-lo. O ideal é usar aqueles "bracinhos" que parecem estante de partituras musicais. O que deve ser copiado fica à altura dos olhos, portanto, na posição postural boa para a coluna cervical, que será vista quando estudarmos a posição sentada. Quem não enxergar, deverá procurar um oculista, pois deve ser uma causa extra daquelas terríveis dores de cabeça.

No caso concreto das pessoas que dirigem automóveis e "torcem" o pescoço para entrar em uma rua, olhando excessivamente e repetidas vezes para os lados, recomenda-se o uso de espelhos retrovisores. Deve-se colocar maior número de espelhos em posições estratégicas para produzir melhor sensação de segurança e entrar na rua sem virar a cabeça. Recomenda-se, também, no caso de automóveis, um pouco mais de ousadia, que avancem mais em direção à rua, para terem uma visão mais ampla do trânsito pelo espelho. São geralmente pessoas tímidas ao volante e que na angústia de entrar na rua estão mal colocadas sob o ponto de vista técnico de dirigir e não acreditam nos espelhos, ficando tensas psiquicamente, complicando mais esse tipo de torção.

A muitos clientes, principalmente mulheres, tivemos que recomendar o uso do carro somente em bairros, evitando enfrentar o trânsito angustiante do centro da cidade. Nesse caso, deveriam, portanto, usar o metrô ou táxi, sem nenhum demérito e com uma grande economia, além de evitar as agressões à coluna cervical, com real melhoria do quadro clínico.

Lembro-me de D. Amélia, que vinha de longe, em seu próprio carro, fazer suas aplicações de fisioterapia, enfrentando todos esses problemas e, consequentemente, não obtendo as respostas adequadas ao tratamento. Depois que se convenceu que o alívio obtido com o tratamento era desperdiçado com as agressões posteriores do trânsito, passou a melhorar.

Na indústria, as profissões que causam as torções na coluna dos operários trarão, no futuro, um aumento cada vez mais acentuado dos frequentadores do auxílio-doença e aposentadoria do INSS. Isso só poderia mudar com a modificação de mentalidade patronal de racionalizar os movimentos, pensando não só em economia de tempo, de pessoal, da taylorização (Taylor – autor que racionalizou os movimentos dos empregados), das atividades fabris, mas, também, na saúde futura dos operários.

Um operário que realizasse o trabalho e outro que o empilhasse, ou mesmo uma pausa, para fazer um ato em uma máquina e outra pausa para fazer outro, impediria essa agressão constante à coluna.

Mesmo o rodízio de funções também é um fator importante de repouso para coluna. No caso específico de postos de gasolina, é aconselhável trabalhar em dupla de atendentes durante um período de uma hora, de maneira que, enquanto um operário abre o tanque, outro lava os vidros, fazendo-se depois uma troca de funções.

RESUMO

1. *A torção da coluna é a realização de um movimento sobre seu próprio eixo. A região cervical é a mais agredida por esse ato porque é mais móvel. A região lombar também pode ser agredida por torções mais limitadas. Na região dorsal ou torácica, as costelas impedem essas rotações.*

2. *A torção da coluna cervical pode causar: a) estreitamento do orifício de conjugação e, portanto, agressão ao nervo com dores; b) o torcicolo, por estiramento dos músculos da região; c) distúrbios associados à artéria vertebral, como: tonturas, zumbidos, cefaleias, etc., que se confundem com as alterações do "labirinto".*

3. *A torção cervical é constatada em várias atividades diárias: a) rotação da cabeça ao entrar com o carro em uma rua, balizar; b) secretárias copiando manuscritos de lado e digitando de frente; c) profissões que utilizam as mãos para "torcer" (parafusos, "porcas", etc.) e, principalmente; d) a posição de dormir de bruços (de decúbito ventral) e com a cabeça "girada" de lado; e) outros exemplos.*

4. *A torção lombar é menos evidente, mas também podem ser observadas: a) secretárias que atendem telefone à sua retaguarda; b) profissões na indústria que realizam uma atividade de rotação; c) donas de casa que executam o ato de varrer, de preparar a comida, com movimentos em torno do eixo da coluna.*

5. *Um ato de torção de toda a coluna é realizado ao levantar-se da cama.*

6. *Várias atividades executadas com mãos e braços que "torcem" (chaves...) ou "apertam" (parafusos...) podem, por ação muscular, repercutir sobre a coluna.*

7. *Para evitar essas torções há necessidade de: a) modificar uma série de hábitos antigos; b) treinar as modificações sugeridas ou outras até se tornar um reflexo condicionado; se não forem realizadas essas alterações, pouco adiantarão os tratamentos com medicamentos e fisioterapia; c) usar os coletes lombares e o colar cervical cuja função é impedir a realização de movimentos inadequados.*

8. *A "solução" para os atos de torção são possíveis desde que não haja "preguiça" de executar um ato a mais – no caso da dona de casa, da secretária e do operário; há necessidade de procurar conscientizar-se de que certas atividades (dirigir carro em locais muito movimentados, balizar, etc.) devem ser evitadas ou proibidas; aos operários não cabe escolha, pois não sabem do risco que estão passando. A ação deve ser sobre o empresário e o INSS e a Cipa (Comissão Interna de Prevenção de Acidentes), que existe em cada empresa.*

11

O estiramento da coluna

Já vimos que dois tipos de movimentos conseguem, a longo prazo, produzir danos na coluna:
1. levantamento de pesos (mesmo pequenos); e
2. torções da coluna.

Agora vamos ver o terceiro, estiramento da coluna.

ESTIRAMENTO

Consiste na ampliação de um segmento da coluna às custas da musculatura. É o que acontece, por exemplo, quando uma pessoa se "estica" na ponta dos pés para colocar uma lâmpada. É evidente que esse tipo de movimento causa às estruturas internas da coluna (vértebras, discos e nervos), além do próprio músculo quando ultrapassa de um certo limite, uma ação mecânica.

Há duas hipóteses:
1. se o movimento é feito raramente e com as estruturas conservadas não há problemas de dores, pois a coluna pode absorver esse tipo de movimento;

2. se o movimento é feito pela pessoa com certa frequência (a dona de casa que tira mantimentos de armários altos ou coloca a roupa em varais, etc.) e as estruturas da coluna não estão em boas condições, esse movimento passa a ser altamente danoso.

COLUNA CERVICAL

O estiramento é mais prejudicial para as pessoas com dores e transtornos na coluna cervical. Tudo funciona como se a vértebra de baixo pressionasse a de cima. Imagine a ideia do hambúrguer e do disco sendo achatado, só o pão (nesse caso a vértebra) que aperta é o de baixo. Reporte-se ao Capítulo 2 para lembrar a série enorme de problemas que surgem por esse motivo.

Acrescente-se que, para completar o movimento de ampliação, participam os músculos do braço e antebraço e seus respectivos nervos que são, relativamente, volumosos em relação ao tamanho das vértebras da coluna cervical.

O ESTIRAMENTO DOS(AS) PROFESSORES(AS)

Os(As) professores(as), principalmente os de ensino primário, usam muito o método de escrever no alto do quadro-negro. Escrevem no alto, com a mão estirada; alguns(mas), por serem mais baixos(as), ficam até na ponta dos pés. Acrescente-se que, ao mesmo tempo, devem dominar a disciplina da classe e se concentrar no que estão fazendo, causando uma sobrecarga de tensão muscular acentuada. Ainda agrava mais os problemas de coluna com outro, o da postura errada, que é corrigir os deveres dos alunos debruçada sobre a carteira. Essa é uma posição antigravitacional que causa, como vimos, uma extensão extra sobre a musculatura da região dorsal e lombar, com a série de agressões que isso produz.

Por essas duas atitudes posturais inadequadas, os(as) professores(as) primários que trabalham nessas condições desde jovens, de quatro a seis horas diárias e durante semanas, meses e anos inteiros, quando ficam mais idosos, apresentam sérios transtornos na coluna cervical.

Quais os cuidados para que isso seja minimizado?

1. Primeiro, colocar um estrado perto do quadro-negro, assim o(a) professor(a) não precisará escrever com o braço distendido.
2. Procurar escrever da metade do quadro-negro para baixo (dizem que os alunos não enxergam).
3. Usar a técnica de fazer cartazes de cartolina escritos à mão, que já trazem prontos de casa, com a vantagem de só usar o quadro--negro para explicações complementares.
4. Em vez de ir até as carteiras para corrigir os deveres e se curvar em uma postura inadequada, o(a) professor(a) deve ficar sentado(a) em cadeira e mesa adequadas e chamar o aluno até ele(a), para lhe mostrar a tarefa.

ESTIRAMENTO DAS DONAS DE CASA

A dona de casa executa uma série de procedimentos que causam o estiramento da coluna, como, por exemplo, colocar e tirar coisas (mantimentos, panelas) de armários mais altos (Figura 9). Isso ocorre na cozinha, na despensa, no armário de guardar roupa e no momento de pendurar a roupa no varal. É evidente que esse tipo de movimento somado à série enorme de outras agressões que a dona de casa (ou a ajudante do lar) causa à coluna, terá repercussões sobre o humor dela e as dores da coluna.

Duas providências devem ser tomadas:

1. colocar os armários, que são usados frequentemente, mais baixos, os paneleiros na cozinha, debaixo da pia e também o armário de mantimentos em uso e assim por diante;
2. comprar um banquinho de dois ou três degraus e deixá-lo na cozinha ou na lavanderia para colocar os objetos em alturas maiores. Esse banquinho é fundamental para as donas de casa que penduram roupa grande, molhada, em varais altos. A máquina de lavar roupa facilitou a tarefa de lavar no tanque e de torcer roupa (outra agressão à coluna cervical). Nessa última posição,

a mulher age como se estivesse levantando um peso na ponta dos pés, com o corpo estirado. Subindo no banquinho, poderá fazer esse movimento com os braços praticamente apoiados no corpo, sem o estiramento.

VÁRIAS PROFISSÕES COM ESTIRAMENTO

Pessoas que trabalham fazendo alguma coisa no teto, com os braços esticados, estão incluídas nessa categoria: cortineiros, eletricistas, pintores, decoradores ou balconistas em lojas, devem sempre procurar um meio de usar a escada na altura adequada e trabalhar o mínimo com o braço estirado.

Uma ideia muito boa para evitar esse estiramento foi a que os pintores tiveram de usar os "rolos" com cabos compridos para pintar tetos, evitando o estiramento da coluna, pois trabalham com as mãos encostadas no corpo.

ESTIRAMENTO DOS TENISTAS

As pessoas que jogam tênis sabem do esforço que representa um "saque" eficiente, além de ser necessária uma boa força e aumentar a altura da batida da bola, para ultrapassar a rede. Isso se consegue com um estiramento de coluna. Tivemos oportunidade de acompanhar alguns tenistas e pudemos verificar a grande alteração que há nas estruturas da coluna; porém, continuam jogando e vivendo com relativa ausência de dores. Isso se explica porque, sendo esportistas, têm uma musculatura "treinada" e mais eficiente que se contrai e descontrai mais adequadamente, não tendo uma contratura e tensão tão pronunciadas.

No entanto, as pessoas que não são esportistas e que já têm problemas de coluna e se dispõem a jogar tênis, voleibol, etc., "esporadicamente", causam uma agressão à coluna que pode resultar em dores constantes.

Mesmo os esportistas, depois de um período de sobrecarga psíquica, que deixa a musculatura mais tensa, acabam apresentando dores tão frequentes que necessitam deixar de praticar seu esporte preferido.

ESTIRAMENTO NOS ESPORTES

O campeão João do Pulo apresentou uma lombociatologia decorrente do estiramento causado no esforço de pular. Saltar dentro da água é outro estiramento que pode ser fatal para os nadadores inexperientes. Saltar em um rio ou lago fundo e ter uma dor ciática intensa que impede de movimentar as pernas poderá ser fatal para o nadador.

Assim, as pessoas que já sabem que têm problemas de coluna devem evitar esses atos esportivos, sob pena de produzirem estiramento inadequado à coluna, com perigo até de vida, no caso de natação.

Em capítulo separado, falamos sobre o problema do esporte e da pessoa que tem distúrbios de coluna, mas, de qualquer maneira, entrar na piscina pela escada é mais seguro, evitando grandes mergulhos. Os tenistas ocasionais devem se contentar em bater bola no paredão. Os voleibolistas de praia devem ser comedidos, pois a própria areia cansa mais e dá menos estabilidade aos saltos, complicando mais as eventuais estruturas da coluna.

SÍNDROME DO CHICOTE

Os americanos chamam-na de *whiplash*, para significar o movimento realizado no ar pela corda do chicote. Ela vai, bate no ar e volta. Esse tríplice movimento realizado sobre a coluna cervical causa enormes danos à coluna, aos nervos e aos vasos do pescoço.

Essa síndrome é descrita pelos autores como típica agressão de coluna, resultante de uma pessoa que esteja sentada dentro de um automóvel e que receba uma pancada por trás. A cabeça da vítima vai em direção ao vidro da frente, estirando a coluna nessa direção; porém, a pessoa opõe uma resistência e "segura" a cabeça, que pode ou não bater no vidro, e é "esticada" para trás. Esse "vaivém", rápido e agressivo, causa um estiramento da parte interna da medula nervosa, que pode ficar lesada, além de deslocar o disco, articulações, vértebras e nervos. A lesão da medula nervosa na região cervical é expressamente grave, porque estão próximos centros vitais de respiração e do equilíbrio, podendo ser fatal. Em casos graves, de choques muito fortes, podem produzir uma lesão na secção da medula nervosa, resultando em uma paralisia dos braços e das pernas. Para evitar esse possível dano, que pode ocorrer com uma batida leve na traseira do carro, se a pessoa estiver distraída e sentada no banco da frente, é que se recomenda o uso de um encosto protetor para a coluna e a cabeça. Esse encosto também serve para as pessoas com problemas de coluna cervical, a fim de corrigir a postura ao dirigir, como veremos adiante.

DORMIR ASSISTINDO À TV

A síndrome do chicote, entretanto, se manifesta de uma maneira mais simples nos indivíduos com distúrbios da coluna cervical. Isso ocorre com as pessoas que assistem à televisão e dormem; acordam sobressaltadas com algum barulho do filme, voltam a assistir por mais alguns minutos e tornam a adormecer. Acordam novamente, repetindo tudo isso inúmeras vezes.

O que se passa com a coluna cervical é o seguinte: a cabeça, por ser pesada, cai, atraída pela lei da gravidade, sobre o peito da pessoa. Como a pessoa adormece, a musculatura relaxa e o pescoço descreve uma curva muito acentuada, apertando os orifícios de conjugação desse segmento. Quando a pessoa acorda sobressaltada, levanta bruscamente a cabeça, "estirando" os músculos e a coluna para trás. Se a coluna estiver íntegra, os discos absorverão bem esse choque; porém, se já existir uma discopatia anterior, evidentemente esses choques agirão sobre a coluna, agredindo o nervo espinhal correspondente. Logo em seguida, a pessoa acaba indo para a cama e perde o sono, girando em inúmeras posições, quase todas prejudiciais à coluna cervical, como vamos ver no Capítulo 13.

Para evitar esse tipo de agressão, devemos assistir à TV com outras pessoas por perto e usar cadeira com encosto alto, para que, se eventualmente adormecermos, a cabeça penda para trás e não comprima as raízes nervosas. O local deve estar bem iluminado para não dar sono e o aparelho de TV, instalado a uma altura adequada.

ESTIRAMENTO NO CINEMA, NA TV, NO TEATRO

Os pacientes que já sabem que têm distúrbios dos elementos constituintes da coluna cervical devem evitar posições que obriguem um estiramento do pescoço por um período de horas. Isso ocorre, por exemplo, com pessoas que vão assistir a algum espetáculo no teatro, cinema e se colocam nas primeiras filas, preocupadas com o que se passa no fundo do palco, "estirando" o pescoço. Essa posição é com grande frequência causadora de uma cefaleia tensional, ou seja, hipertensão dos músculos do pescoço que, por si só, já ficam tensos e doloridos devido à posição. As pessoas dizem que sentem alguma "coisa" apertando o crânio. Soma-se também o esforço visual, tanto no cinema como no teatro ou na TV, bem como o estado de tensão psicológica decorrente da mensagem transmitida pelo espetáculo, que pode também influir sobre a musculatura do pescoço ou das costas, que são admitidos como fatores que agravam essa cefaleia.

COLUNA LOMBAR OU DORSAL

Os estiramentos da coluna lombar e dorsal estão associados aos esportes e ao levantamento de peso e já foram analisados anteriormente. Os mais violentos são realizados pelos acidentes e serão objetos de considerações posteriores. Por isso, já se percebe que o *stick* (aquele aparelho de elástico para fazer ginástica) não é adequado para quem tem problemas de coluna.

RESUMO

1. *Estiramento é uma ampliação da coluna cervical por ação muscular que causa danos somatórios, a longo prazo, à coluna quando realizado com frequência.*

2. *O estiramento de coluna cervical é o mais frequente e está associado ao fato de que a cabeça é muito móvel e os músculos dos braços são relativamente fortes em relação à coluna.*

3. *Os(As) professores(as) que escrevem muito no quadro-negro com o braço esticado agridem a coluna cervical. Com uma postura errada ao corrigir deveres dos alunos, curvadas sobre suas carteiras, agridem a coluna lombar.*

4. *Para minimizar a ação desses atos, os(as) professores(as) devem: 1) colocar um estrado perto do quadro-negro; 2) escrever da metade do quadro para baixo; 3) trazer cartazes de cartolina, explicativos, confeccionados em casa; 4) chamar os alunos até sua mesa para corrigir seus deveres.*

5. *As donas de casa e todas as pessoas que trabalham na limpeza, realizam atos de estiramento ao colocarem e retirarem objetos pesados ou não de prateleiras altas. Se o objeto for pesado o dano será maior (como pendurar no varal roupas grandes, molhadas, que chegam a pesar de 2 a 3 quilos).*

6. *O trabalho doméstico pode ser facilitado, nesse particular, com duas providências: a) usar um banco de dois ou três degraus na cozinha e lavanderia; b) rebaixar os armários e prateleiras de uso mais frequente.*

7. *Em outras profissões em que se trabalha com os braços esticados, como consertando alguma coisa no alto, no teto, por exemplo, também apresentam bons resultados com essas providências.*

8. *Dentre os esportistas, os tenistas são os que sofrem o estiramento mais acentuado da região cervical. Por essa razão, os tenistas, depois de anos, devem diminuir suas atividades e as pessoas com problemas cervicais devem evitar fazer esse esporte com muito afinco se não tiverem preparo físico suficiente. O mesmo é válido para a prática do voleibol, basquetebol, saltos atléticos e natação.*

9. *A "síndrome do chicote" complexa, que é descrita por batidas na retaguarda dos automóveis com repercussões na medula nervosa e na própria coluna cervical, pode ser vista em menor escala, mas com efeitos sobre a cervical, nos indivíduos que dormem com a cabeça sobre o peito.*

10. *Para evitar esses danos, os motoristas devem colocar nos assentos dos carros um suporte de proteção para o pescoço. As pessoas de mais idade, quando assistem à televisão, devem providenciar: 1) local iluminado; 2) algumas pessoas por perto; 3) instalação do aparelho em uma altura adequada; 4) cadeira com encosto alto.*

11. *Evitar sentar-se nas primeiras filas no teatro, para não ficar com o pescoço estirado.*

12

Como sentar-se

Já vimos que a postura estática correta (Capítulo 2) é aquela que determina a melhor maneira de permanecer com o corpo parado, sem agredir ou sobrecarregar os elementos constituintes da coluna e da musculatura.

Analisamos também, anteriormente, que, dentre as posições paradas (como as de sentar, ficar em pé e deitar), a posição sentada é a que acarreta, por si só, a sobrecarga mais acentuada aos discos intervertebrais, principalmente para o núcleo pulposo. Além disso, a pessoa quando está sentada usa, em maior ou menor grau, a musculatura das costas (Figura 11).

Por essa razão, vamos analisar a posição correta de sentar-se no trabalho e durante o lazer, já que modernamente realizamos quase tudo sentados, ao contrário do que acontecia no passado, quando a maioria das profissões e em grande parte dos lazeres se ficava em pé, quando não caminhando.

Considera-se como posição correta de sentar-se aquela em que as duas pernas ficam apoiadas no chão, o tronco reto e a cabeça erguida, olhando para a frente. É difícil manter-se nessa posição durante

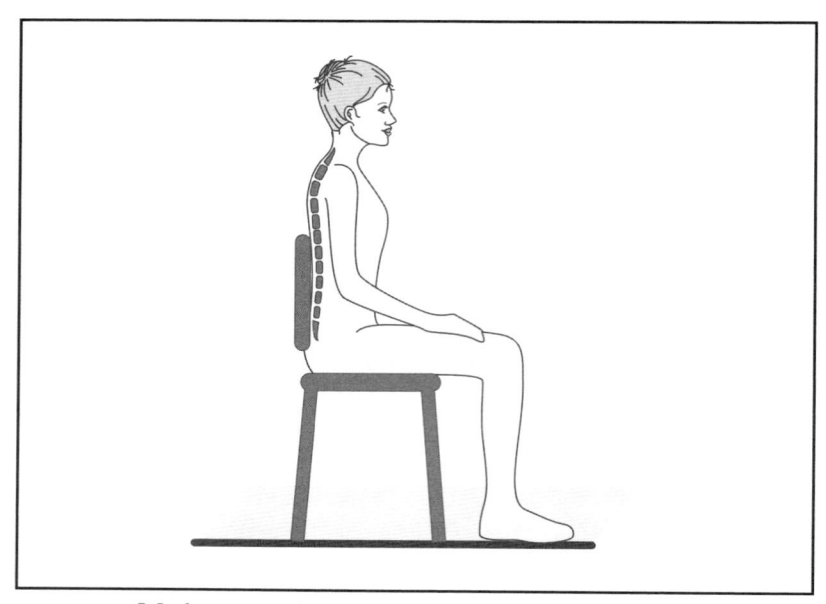

FIGURA 11 Modo correto de sentar-se. Notar que a cadeira tem assento reto, espaldar reto, abertura atrás para as nádegas e altura adequada para os pés.

muito tempo sem que as costas tenham um apoio. Por isso, o sentar-se adequadamente depende muito da cadeira.

A cadeira adequada deve ter o encosto e o assento amplos e retos, e não inclinados. O encosto reto deve se encaixar na lordose da coluna e permitir que as costas fiquem comodamente apoiadas. Não importa que o assento ou encosto sejam estofados, o importante é que sejam retos.

TIPOS DE CADEIRAS

A altura da cadeira é um importante detalhe que, infelizmente, não é levado em conta pelos fabricantes. Esse detalhe deve ser analisado pela pessoa com problema na região lombar e que passa sentada o tempo inteiro de sua jornada de trabalho. Algumas cadeiras de escritório levam isso em conta, tendo um dispositivo para regular a altura do assento. Assim, as pessoas que ficam com as pernas penduradas (por serem curtas) devem ter uma cadeira com espaldar para encosto, e as que ficam com as pernas tolhidas (por serem compridas) em cadeiras muito baixas, devem providenciar meios para levantá-las com apoio sob os pés. A almofada no assento não representa boa solução para aumentar a altura, pois fecha a abertura de trás da cadeira.

O fundamental para uma cadeira ser considerada adequada e permitir uma postura correta é que tenha uma abertura para as nádegas. Essa abertura deve ser suficientemente ampla e individualizada (dependendo da massa muscular de cada um) e o encosto da cadeira deve estar apoiado na curvatura da lordose da coluna.

Todas as cadeiras que não têm abertura para acomodar as nádegas (o que as deixa encostadas e apartadas) fazem com que a massa muscular fique sem suprimento sanguíneo, causando uma sensação desagradável de adormecimento, que obriga uma mudança constante de posição.

A postura mais observada é aquela em que as nádegas ficam menos apertadas, mas as costas, por sua vez, aparecem mais afastadas do encosto da cadeira. É, porém, uma postura inadequada (Figura 12).

As cadeiras de pessoas que vão ter encontros breves (entrevistas) e as cadeiras de auditórios, que não são de trabalho, podem ser inteiriças, ou seja, sem abertura para as nádegas.

COMO LEVANTAR-SE DA CADEIRA

Se é importante para a coluna como sentar-se corretamente, não é menos importante levantar-se corretamente. Todas as pessoas levantam-se forçando as costas, e com isso apertam mais os músculos e as estruturas da região. A forma correta é apoiar-se no espaldar (braços) da cadeira, fazendo força com os pés no chão e com os músculos da coxa. Essa técnica de levantar-se da cadeira deve ser ensaiada inúmeras vezes para tornar-se um hábito.

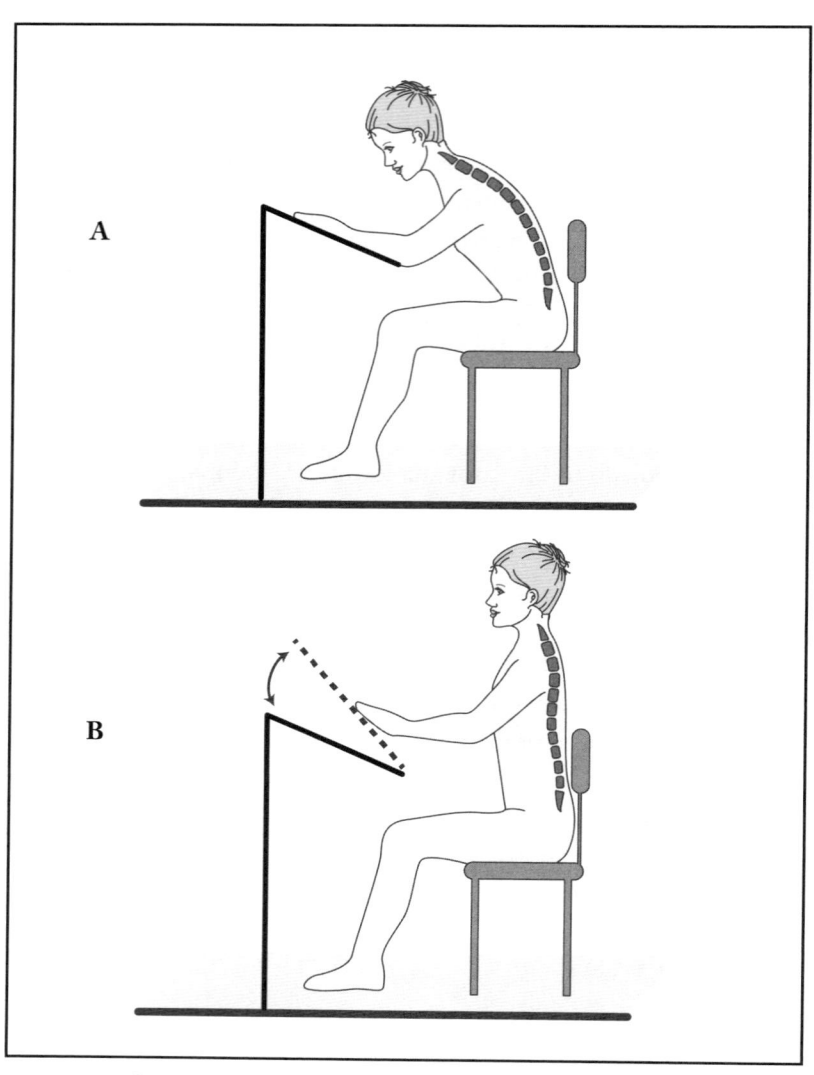

FIGURA 12 Como sentar-se. No alto (A): modo incorreto, sem apoio para as costas. Embaixo (B): artifício para escrever de modo correto, com a coluna apoiada.

CADEIRAS DE ESCRITÓRIO

A vantagem da cadeira de escritório é que permite uma regulagem em sua altura; porém, a maioria das cadeiras de escritórios não é reajustável; e se a pessoa fica com dores lombares durante o expediente, deve-se fazer uma reavaliação da cadeira, procurando uma que tenha o encosto com abertura para encaixar a nádega, que, como se sabe, tem tamanhos e formas muito variáveis.

Rodinhas nos pés da cadeira

As secretárias desenvolvem a "preguiça" e propiciam as eventuais torções da coluna, movimentando-se de um local para outro, sem levantar o corpo, à custa das rodas de suas cadeiras.

A cadeira com rodinhas não é estável, portanto, inadequada para um longo período de trabalho em que passarão a maior parte do tempo sentadas (Figura 13).

Movimentos exagerados

Com a ideia de querer facilitar os movimentos no trabalho, há cadeiras que têm posições de inclinação e lateralização inadequadas.

BANCOS DE CARRO

Os bancos dos automóveis são inadequados porque não têm abertura para as nádegas e são inclinados. Para melhorar esse assento, já que nenhuma marca de automóvel possui banco com esse orifício, deve-se colocá-lo na altura da curva lombar (que deve ser adaptado, individualmente, pois há pessoas que têm essa curva maior ou menor). Com o encosto ficam apoiadas as costas, e as nádegas têm um local para se acomodar. Travesseiros não resolvem, pois escorregam e obstroem mais as nádegas (Figura 13).

Essa é a razão por que muitas pessoas chegam a ficar com intensa dor do tipo ciática após uma longa viagem de carro. Além da posição de encosto das costas existe a própria tensão psicológica do

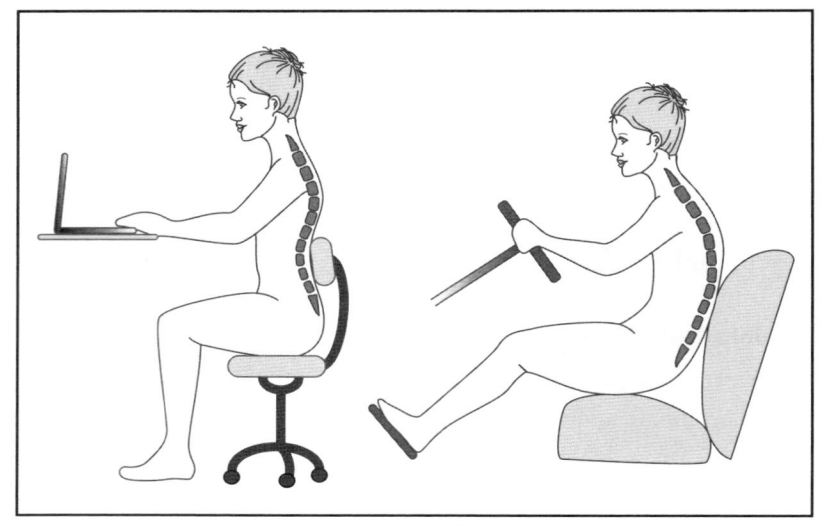

FIGURA 13 Modo incorreto de sentar-se. À esquerda: secretária, com cadeira de rodinhas e a curvatura muito acentuada pelo espaldar inadequado. À direita: banco de carro na posição incorreta e sem saída para as nádegas, que pode ser corrigida com um encosto adequado.

tráfego e, portanto, muscular. É importante também a distância dos pés aos pedais (os pés devem alcançá-los na posição sentada). Todos esses detalhes devem ser observados, pois influem na postura.

A acomodação do banco do automóvel é fundamental para quem trabalha como motorista ou dirige mais do que 40% de sua jornada de trabalho, ou seja, mais de quatro horas por dia. O apoio para a região cervical é importante para quem sofre de problemas nessa área.

POSIÇÃO SENTADA PARA O LAZER

Já foi enfatizada a importância de sentar-se adequadamente com as costas protegidas para o trabalho. Nas atividades de lazer, a preocupação com a cadeira fica limitada, mas também deve preocupar, pois pode surgir uma grande lombociatalgia após uma noite muito agradável.

116

Não é possível sistematizar esse tema, tantas são as variantes, mas recomendam-se as seguintes observações:

1. já vimos que quem tem problemas de coluna não deve sentar--se em cadeiras sem encosto, do tipo pianista, dos bares e lanchonetes;

2. os sofás fofos e fundos também acarretam posturas inadequadas e devem ser evitados;

3. sentar-se no chão, onde não há altura para as pernas, é muito incômodo e danoso para as pessoas com problemas de discopatia, mesmo sentando-se sobre almofadas;

4. cruzar as pernas ao sentar-se produz rotação do quadril, trazendo mais um desequilíbrio e agressão à coluna. Por isso, deve ser evitado. Nesse particular, as posturas do exercício de ioga são prejudiciais a quem tem problemas de discopatia. A prática de ioga para relaxamento mental e espiritual é muito recomendável no tratamento das dores de coluna, como veremos mais adiante; porém, devem-se evitar os exercícios e as posturas de sentar-se por ela adotadas;

5. a posição de sentar em poltronas do tipo "cadeira do papai" é muito controvertida, pois a pessoa acaba sentando sobre a coluna, e não sobre as nádegas, como deve, porque escorrega. Por outro lado, esse tipo de poltrona permite um relaxamento, que não se completa, se a pessoa passa a ler ou a fazer crochê nessa poltrona;

6. a maneira de sentar ao assistir à televisão é importante e já foi analisada no capítulo anterior;

7. fazer crochê em cadeira sem apoio para os braços traz uma sobrecarga para os mesmos. É como se a pessoa estivesse trabalhando com os braços estendidos. A coluna cervical dessas pessoas fica afetada, trazendo alterações para os braços e mãos. O tricô ou crochê é um bom método de relaxamento de tensões musculares ou psicológicas, mas deve ser feito em cadeira adequada com apoio para os braços, mais alto, a fim de impedir de curvar

o pescoço ou forçar os braços. É recomendável apoiar os braços em uma mesa de boa altura;

8. deve-se evitar ler ou assistir à televisão na cama porque as pernas ficam estiradas e, aos poucos, a pessoa escorrega e acaba sentando sobre o sacro e a coluna lombar fica submetida a uma tração mecânica contrária à sua curvatura, sendo causa de inúmeros distúrbios dolorosos. O ato de ler deve ser realizado em cadeira e mesa;

9. há locais com poltronas inadequadas, como: cinema, teatro, estádios esportivos, ônibus, metrô, etc., em que a pessoa que sofre de problemas de coluna lombar deve levar um encosto mais adequado em vez de um travesseiro, para que, ao lado do lazer, se previna de ter posteriormente uma lombalgia;

10. a cadeira de balanço, desde que tenha as características adequadas de uma cadeira que permita sentar-se corretamente, pode ser usada, pois constitui ótimo meio de relaxamento muscular e psíquico.

A MESA DE TRABALHO

As pessoas que trabalham sentadas têm ainda que analisar o problema da "mesa". A maioria das mesas tem uma altura padrão em torno de 70 cm de altura e deve servir tanto para pessoas altas como para as baixas, magras ou gordas. De um modo geral, essa altura é insuficiente para trabalhar adequadamente sentada, com as costas apoiadas no espaldar da cadeira e com os pés bem encaixados debaixo da mesa.

Para que a mesa colabore em uma postura correta de sentar-se e trabalhar por muitas horas, deve evidenciar esses detalhes:

1. as pernas da pessoa sentada devem entrar por baixo da mesa;

2. a altura da mesa deve ser geralmente aumentada com um calço nas bases ou algum artifício para elevar o objeto com que se está trabalhando (Figura 12).

A tendência da maioria das pessoas é curvar-se sobre o que estão fazendo e essa posição é muito incômoda porque é antigravitacional.

A musculatura das costas, que é poderosa e forte, já mantém a pessoa sentada às custas de contração de vários músculos quando estamos com as costas apoiadas no encosto da cadeira. Esse é um meio de aliviar o trabalho desses músculos. Quando, porém, a pessoa fica debruçada sobre uma máquina de costura, por exemplo, esses músculos, além de não receberem apoio do encosto, devem ficar mais contraídos para segurar o corpo, a fim de não cair sobre a máquina. Já vimos que isso é ação de força da gravidade que atrai objetos do solo. Os músculos precisam ficar duros, estendidos para fazer uma força contrária (antigravitacional) desencadeando todo um processo que já analisamos e que ao final resulta em uma agressão das costas de imediato e uma lesão das estruturas da coluna para o futuro.

Além disso, essa musculatura das costas já está provavelmente sem a sua elasticidade e integridade mantidas, porque a pessoa deve ter problemas psíquicos e de tensão nervosa que já deixaram esses músculos previamente duros e doloridos.

A soma final é que o músculo sofre uma dupla agressão de origem psicológica e de origem postural que resulta em uma ação indireta sobre o disco, traduzindo-se na diminuição da luz do orifício de conjugação, por onde passa o nervo espinhal que sofrerá ao final a agressão e causará a dor.

POSIÇÃO PARA DIGITAÇÃO

Pessoas que trabalham digitando no computador, por todas as considerações apontadas, agridem muito a coluna, a começar pela posição em que devem digitar (Figura 13). Deverão, pelo menos, seguir esse roteiro:

1. sentar-se corretamente, com cadeira adequada;
2. elevar a mesa para permanecer com as pernas debaixo do tampo;
3. elevar o teclado até a altura adequada para digitação, com as mãos encostadas no corpo;

4. evitar as posições de torções da coluna ao copiar os manuscritos. Para isso, é bom colocá-los à frente dos olhos.

POSIÇÃO CORRETA PARA COSTURAR

Outra profissão que agride sistematicamente a coluna durante a jornada de trabalho é a de costureira. Esta trabalha em uma posição postural incrivelmente inadequada, também antigravitacional, com o corpo quase caindo sobre a máquina. Essa é a razão pela qual as costureiras, quando chegam à idade de 45 a 50 anos, constituem um enorme contingente de infelizes portadoras de distúrbios dolorosos da coluna, necessitando ficar na Caixa (Auxílio-Doença do INSS).

Para melhorar sua postura, a costureira deve:
1. sentar em cadeira adequada, com a coluna no encosto da cadeira;
2. elevar a altura da máquina, com calços, para que a pessoa possa ficar com os pés debaixo da máquina, adequadamente.

Quando trabalham na posição correta, que exige a criação de um hábito novo, queixam-se de que não enxergam bem o que estão costurando, tendo inclusive medo de acidentarem os dedos. Ora, a providência mais adequada é ir consultar um oculista.

Imaginem os problemas socioeconômicos que as costureiras enfrentam, associados a uma tensão psicológica comum a grande número de pessoas. Isso, somado a uma postura inadequada de trabalho, de oito a dez horas por dia, durante semanas, meses e vários anos seguidos, resultará em agressões enormes e definitivas à coluna, que mesmo os tratamentos mais adequados não conseguirão aliviar.

POSIÇÃO DE ESCREVER A MÃO

Ainda existem profissionais que executam trabalhos de escrever à mão ou equivalente, em mesas inadequadas. A prancheta do desenhista, por ser utilizada em uma posição vertical e alta, não é conveniente, pois não permite um bom encosto às costas. A solução da Figura 12 é mais racional.

RESUMO

1. *A civilização "sentada" que passamos a desenvolver nesse último meio século, tanto para trabalhar como para as atividades do lazer, aumentou muito o número de pessoas com problemas de coluna.*

2. *Sentar-se, por si só, é uma agressão maior à coluna do que ficar em pé ou deitar-se.*

3. *A cadeira é fundamental para que o ato de sentar seja o menos agressivo possível à coluna. As características de uma boa cadeira são: a) abertura para as nádegas (individualizada); b) encosto e assento retos; c) altura adequada (individualizada).*

4. *As pessoas com problemas de coluna lombar devem sentar-se durante seu trabalho em cadeiras que não possuem rodinhas, nem movimentação, e deixar de lado concessões estéticas.*

5. *Bancos de carros precisam ser corrigidos para adaptação individual com: a) encosto para a região cervical; b) encosto para a região lombar; c) distância dos pedais; d) altura adequada.*

6. *No lazer, dependendo do número de horas que se passa sentado, podem ser provocados distúrbios à coluna lombar. Para que isso não aconteça, deve-se evitar: a) cadeira sem encosto; b) sofás fofos e fundos; c) sentar-se no chão ou em almofadas; d) cruzar as pernas; e) ler na cama. E procurar: f) assistir à TV corretamente; g) fazer crochê e tricô em cadeiras adequadas; h) levar encosto adequado para locais que não possuem boas cadeiras; i) usar cadeira de balanço com características de uma boa cadeira.*

7. *A mesa é outro detalhe do sentar-se com postura adequada, tanto para quem trabalha com computador, como para a costureira, desenhista, escrevente, etc.*

13

Como deitar, levantar-se e vestir-se

Pelo exame da Figura 7, em que se mostra a pressão exercida sobre o disco intervertebral de um homem adulto, de 70 quilos de peso, pode-se verificar que a posição deitada é a que menos carga traz ao mesmo. Conclui-se que, sob o ponto de vista da coluna, a posição de descanso é a deitada. No mesmo quadro, nota-se que, mesmo variando de posição quando se está deitado, a pressão exercida sobre os discos é alterada.

A absoluta maioria das pessoas não está acostumada a descansar deitada. No máximo, o que fazem é repousar em poltronas do tipo "cadeira do papai" que acabam levando os portadores de lombalgias a sentarem sobre o sacro e não sobre as nádegas.

Vamos analisar neste capítulo as posturas de deitar, na posição de descanso, de relaxamento e as posturas ao dormir.

DEITAR COM DESCANSO

Um dos argumentos mais comuns que se ouve das pessoas é que não se deitam para descansar e relaxar porque não têm tempo.

O estadista W. Churchill, durante a II Guerra Mundial, tirava, depois do almoço, 15 minutos para uma "soneca", mesmo sabendo que da sua atividade dependia toda a humanidade, para combater a sanha nazista. Talvez, a razão de poucos adotarem esse procedimento seja porque nos locais de trabalho dificilmente há camas, sendo mais fácil fazê-lo em cadeiras.

O deitar permite um descanso físico aos músculos, pois esses não devem sustentar o nosso corpo. O músculo que estava contraído pode relaxar e com isso libertará as vértebras de estarem apertando umas às outras. Daí, advêm duas consequências imediatas:

1. os músculos podem permitir, com essa diminuição da pressão, melhor oxigenação e trocas de produtos químicos internos; e

2. os discos, que têm sua carga aliviada, podem voltar a seu tamanho anterior, e isso significa que receberão novamente água e alimentos para o núcleo e para as fibras do anel.

Esse tipo de descanso é bom para as pessoas que têm todas as estruturas íntegras, mas é melhor ainda para os pacientes com afecções da coluna lombar e cervical.

Basta deitar-se em decúbito dorsal, ou seja, de "barriga para cima", que o repouso muscular já foi conseguido. Se a esse for agregado um repouso mental (psíquico), então o que se consegue é um relaxamento, fundamental para o tratamento da coluna, como vamos ver adiante.

O repouso muscular, mesmo sem o total relaxamento, é mais adequado ainda se o quarto estiver na penumbra e com música suave, embaladora, pois os estímulos óticos (luz), os sonoros (barulhos) e os olfatos (cheiros fortes) dificultam o relaxamento.

RELAXAMENTO COMO TRATAMENTO

Entre o sono profundo e o estado de vigília existe um estado intermediário de difícil definição, conhecido como estado de relaxamento, de nirvana, hipnotismo, ioga, beatitude, etc., que tem vários nomes, de acordo com a seita, credo ou profissão de quem avalia.

É um estado de não tensão, de repouso psíquico, em que a pessoa sente quase o corpo flutuar (em decorrência do relaxamento muscular) e não pensa em nada (em razão do relaxamento psíquico).

As pessoas que conseguem chegar a esse tipo de relaxamento, segundo os médicos, dificilmente terão quaisquer tipos de doenças psicossomáticas. Também não terão vícios de fumar, beber, etc., pois poderão ter o total domínio sobre a mente e sobre o corpo. Esse ato de relaxamento, evidentemente, pode ser aprendido, e há professores que têm capacidade para ensiná-lo. Na ioga, no espiritualismo, no hipnotismo, na meditação transcendental, nas inúmeras formas de filosofia oriental, isso é alcançado. Este livro não tem a finalidade de ensinar a obtenção desse estado de relaxamento e não recomenda nem exclui alguns desses métodos em particular. Todos eles, desde que resultem em um relaxamento muscular e psíquico, indiretamente, estão levando à cura das "dores das costas", originárias de problemas posturais da coluna. Como já foi enfatizado, o autor tem experiência e emprega o *treinamento autógeno* para o relaxamento e Jacobson nos exercícios.

POSIÇÃO DEITADA DE RELAXAMENTO

Para as pessoas com afecções de coluna conseguirem um relaxamento adequado, é necessário o aprendizado dessas práticas. Enquanto não obtiverem essa capacidade – e, diga-se de passagem, existem pessoas que jamais a alcançarão – devem usar métodos mais simples, que estão ao alcance de um maior número de pessoas e que analisaremos em capítulo especial. Desde já podemos afirmar que se constituem nos calmantes.

Os medicamentos é que fazem o relaxamento muscular e psicológico com maior rapidez. Em seguida, a pessoa fica deitada de "barriga para cima" (decúbito dorsal), sem travesseiro, com a cabeça apoiada no colchão, que de preferência deve ser indeformável. Pode deitar-se também no chão. As pessoas com muitos problemas de coluna cervical devem colocar entre as espáduas ou à altura do pescoço, um travesseiro pequeno e roliço, e não debaixo da cabeça. Outro local em que também pode ser colocado um travesseiro semelhante é na região dorsal, principalmente para quem tem a curva da coluna lombar mais acentuada.

Um quarto na penumbra, uma música suave, um sedativo anti-distônico completarão os detalhes de um relaxamento psíquico-muscular adequado.

DORMIR BEM É NECESSÁRIO
PARA O TRATAMENTO

Quem não consegue alcançar o relaxamento muscular descrito pode obter resultado semelhante dormindo profundamente. Se um homem de 1,80 m de altura for medido à noite, verificará que perdeu 1 a 2 cm de altura e se for medido, novamente, pela manhã, verá que recuperou a altura anterior. Essa diminuição ocorre pelo achatamento dos inúmeros discos intervertebrais, sendo que cada um perdeu alguns milímetros e cuja soma alcançou 1 a 2 cm.

Dormindo, os músculos relaxam-se e pressionam menos os discos. A própria posição deitada alivia a carga sobre os discos, o que permite a volta à situação anterior. Por isso, o sono de, pelo menos, 6 horas, é necessário para o tratamento perpétuo da coluna. O paciente nervoso e agitado, que não repousa adequadamente com um período de sono profundo e relaxante, não poderá ter alívio das dores da coluna durante o tratamento.

As pessoas têm receio de serem consideradas nervosas. É muito comum clientes angustiados e deprimidos, que choram com facilidade, não se considerarem como tais. Esses consulentes reservam a denominação de nervosos para aqueles que são exaltados e que gritam. Como não se consideram nervosos, negam-se a tomar calmantes porque ouviram dizer que viciam. Essa ojeriza de tomar sedativos, manifestada por essas pessoas, está muito ligada à sua personalidade, às suas fobias psicológicas e a certa imaturidade psíquica. Realmente, a solução é não tomar sedativos e viver bem sem eles. Com certeza, existem outros métodos de aliviar a tensão psíquica em vez de ingerir drogas, mas para efeito imediato, com a finalidade de se obter um sono relaxante, o sedativo é muito eficiente.

NÚMERO DE HORAS DE SONO

Hoje já está comprovado que não é necessário ser muito longo o período para ser repousante, sob o ponto de vista da tensão muscular e da coluna.

O ato de deitar para dormir implica analisar o tipo de cama, de colchão, de travesseiro e a postura ao dormir.

TIPOS DE CAMA

Sob o ponto de vista de eficiência para a coluna, vamos considerar o estrado e a altura da cama, já que o espaldar, apesar das variedades estilísticas, tem pouca influência. O formato da cama até agora, quase sempre, foi retangular. Modernamente estão sendo introduzidas outras formas de cama, sem espaldares.

Estrado

O colchão está apoiado sobre o estrado da cama que, na realidade, é o que se constitui a base do colchão.

A maioria das camas tem um estrado de madeira, formado por ripas longitudinais separadas a pequenos intervalos. Esse tipo, se bem que mais higiênico, pois permite uma ventilação maior do colchão, sob o ponto de vista de base de apoio do colchão, é menos eficiente do que uma tábua inteiriça, maciça, que não cede ao peso.

A cama tipo box tem o colchão rígido funcionando como se fosse uma tábua rígida e não se adapta às curvas da coluna. Se a pessoa dorme de barriga para cima, não adapta as curvas da coluna lombar. Se dorme de barriga para baixo, traz problemas ao pescoço. Se dorme de lado, que é mais correto, deverá calçar a coluna usando um travesseiro da distância entre a cabeça e o ombro.

As camas de campanha, de lona ou aquelas que têm estrado de molas (de camping) são contraindicadas para as pessoas com problemas de coluna. A rede, muito usada no Nordeste como cama, é contraindicada, pelas posturas incorretas que prejudicam a coluna.

A pessoa deve estudar qual a melhor posição para dormir pois existem muitos detalhes para acertar. Use as informações dadas para resolver seu problema pessoal e monitore os dias que tem torcicolos ou dores na lombar, quando acorda ou quando não consegue dormir a noite inteira.

Altura da cama

As camas devem ter uma altura adequada para cada pessoa. Considera-se altura adequada quando uma pessoa sentada na beira da cama (com colchão) consegue colocar os pés apoiados no chão. Quando a cama é muito baixa, não traz problemas maiores para a coluna; porém, é anti-higiênica.

O problema é com camas muito altas, em que as pessoas, ao descerem, executam um ato de estiramento, o que pode ser evitado colocando-se um banquinho, como nas camas hospitalares.

TIPOS DE COLCHÕES

O melhor colchão é o que, teoricamente, se adapta à coluna, como o caso do colchão de molas. No entanto, com o tempo, há um desgaste das molas, as quais se tornam ineficazes, amoldando posições viciosas com depressões e saliências inadequadas.

Dificilmente as pessoas trocam o colchão a cada dois ou três anos, como fazem com seus carros, e sim a cada dez, quinze anos ou mais.

Talvez o mais adequado fosse o colchão de água que se adapta à forma de coluna, mas esse tipo de colchão não está sendo comercializado.

Difundiu-se a ideia de que as pessoas devem dormir em colchões duros e pesados, a que os fabricantes chamam de ortopédicos. Esses colchões são muito duros porque têm uma camada de espuma de borracha que mede apenas 2 cm. Os chamados "semiortopédicos" têm uma camada de 5 cm. A espuma dessa espessura (2 a 5 cm) cede ao peso do corpo (para 70 quilos, cede de 1 a 3 cm) e as extremidades dos ossos e as articulações ficam apertadas e adormecidas ou com formigamento no período noturno, provocando várias mudanças de posição durante o sono, obrigando a coluna a fazer inúmeras adaptações, o que não permite um sono repousante.

O colchão que melhor se adapta à coluna deve estar apoiado sobre um estrado firme de tábua inteiriça. Pode ser um de crina vegetal ou uma camada de espuma de borracha dura de, pelo menos, 10 cm de espessura, para impedir que os ossos e as articulações fiquem apertados. Densidade da espuma é de 30 ou 35.

Os colchões muito moles, só de espuma de borracha, sem o apoio duro, ou os colchões de ar (de campanha) são inadequados à estabilidade da espinha durante o sono (Figura 14).

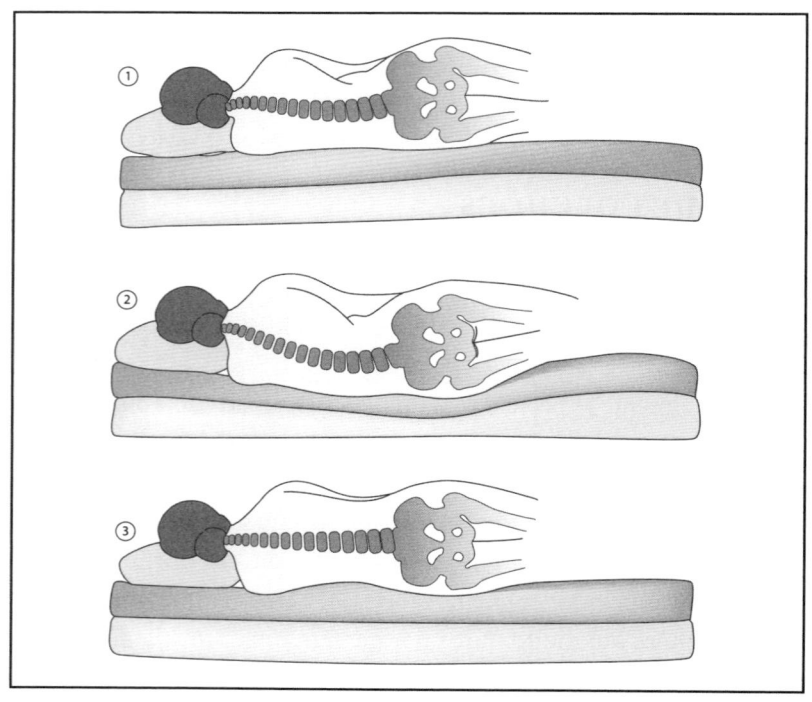

FIGURA 14 Modo de deitar-se. 1. Colchão rígido (tipo "ortopédico"): por causa dos ombros e da pélvis, a coluna fica torcida a noite toda; 2. Colchão mole (colchão de mola, gasto): a coluna fica torcida porque não há suporte para as partes mais pesadas do corpo; 3. Colchão semirrígido (o colchão ortopédico, ou tábua, ou colchão de crina, com um colchonete de 15 cm em cima): é o mais adequado para a coluna.

Dormir no chão

Excepcionalmente, deve-se dormir no chão quando houver uma dor, pois todo o benefício que esse modo de dormir traz perde-se quando a pessoa faz esforço para se levantar, provocando torções e produzindo estiramentos.

Deitar-se no colchão em decúbito dorsal (barriga para cima) nos períodos de dor, durante o tratamento fisioterápico, como descanso por algumas horas, funciona na realidade como uma tração de pequena intensidade sobre a coluna. Nessa posição, há um repouso ou relaxamento muscular e os órgãos abdominais exercem um peso sobre a lordose lombar, ajudando a coluna a se alinhar, ao encontro do chão indeformável. É o mesmo que se um prego entortado recebesse umas marteladas na sua porção dobrada.

A coluna cervical também sofre um alinhamento nessa posição de relaxamento muscular pelas mesmas razões, quando a cabeça fica apoiada no assoalho.

Por isso, dormir no chão é o mesmo que dormir em um colchão duro. O sono não é repousante porque as pontas ósseas e articulações ficam formigando ou adormecidas. É um local adequado para fazer o repouso, somando-se às características propostas anteriormente. De qualquer modo, nos períodos de dores, uma outra pessoa deve estar por perto para ajudar o paciente a se levantar.

O mais importante é o travesseiro

A associação dos problemas de coluna com o colchão é de domínio popular. Mas os travesseiros não são incriminados. O que se sabe é que os nossos avós transmitiram a ideia de que os travesseiros devem ser grandes e fofos para um bom sono. Isso, na realidade, é um erro, pois acaba forçando o pescoço para cima, a noite toda. Dormir sem travesseiro, do que muitos se vangloriam, conforme a posição, também não é adequado, pois força o pescoço em sentido inverso durante o sono. Colocar o travesseiro apoiado na cabeceira da cama também traz malefícios para a coluna.

O travesseiro deve ser de bom tamanho e se adaptar conforme as posições de dormir que vamos analisar. Geralmente, os pacientes com problemas nos ombros e no pescoço usam travesseiro inadequado.

MODOS DE DORMIR

Fundamentalmente existem três posições possíveis de dormir:
1. de barriga para baixo;
2. de barriga para cima;
3. de lado.

Dormir em decúbito dorsal (barriga para cima)

Nessa posição, que serve de relaxamento, é difícil dormir a noite toda, por várias horas seguidas. De início porque existe uma ronqueira, além do mais, as secreções nasais e da faringe acabam produzindo um engasgamento na epiglote, que chega a acordar o indivíduo. Uma porcentagem muito pequena da população consegue dormir dessa maneira. Nessa posição, como já vimos, a cabeça não precisa de travesseiro. Na curvatura da coluna cervical o uso de um travesseiro roliço colabora bastante. Muitas vezes, ajuda mais se colocado entre os omoplatas. Na curvatura da região lombar também pode ser colocado um pequeno travesseiro de apoio (roliço).

Dormir em decúbito ventral (barriga para baixo)

Na realidade, o corpo pode ficar nessa posição, mas a cabeça não, pois ficaria enfiada no colchão, impedindo a respiração. Por isso, o que ocorre é uma torção da cabeça para os lados, ficando em uma postura inadequada durante seis a oito horas de sono.

Outro fator que dificulta dormir de bruços são os seios das mulheres, principalmente quando são volumosos, causando um mal-estar que obriga a constante mudança de decúbito, resultando em uma posição inclinada e, às vezes, torcida do tronco.

Na posição analisada, o travesseiro seria dispensável, mas mesmo assim a maioria das pessoas dorme com travesseiro, o que "estica" o pescoço para o lado e para cima.

Dormir de lado

A posição mais adequada para quem sofre de dores cervicais e lombares é dormir de lado. Para se acostumar a dormir nessa posição é necessário treinar. Deve-se, de início, usar travesseiros e cobertores para forrar as costas a fim de impedir de se virar à noite. Pode-se dormir também encostado a uma parede ou colocar uma ripa de madeira na cama para se acostumar.

Para deitar-se de lado é necessário um travesseiro de tamanho adequado que deverá preencher a distância da cabeça até o ombro. É evidente que isso é variável de pessoa para pessoa. A maioria dos pacientes dorme com travesseiros muito pequenos. A altura média é de 10 cm da espuma e a densidade de número 26. O travesseiro deve ser trocado cada três ou quatro anos, pois a espuma cansa. As pernas devem estar dobradas (Figura 15).

Outro detalhe é que um joelho sobre o outro acaba causando uma compressão do nervo tibial e é interessante colocar um pequeno travesseiro de apoio para as pernas ou então deixar uma dobra de coberta entre os joelhos.

Nessa posição de dormir, deve-se evitar colocar o braço debaixo do travesseiro. A posição de lado deve ser uma posição obrigatória quando surgir o período doloroso e durante a fisioterapia.

Deve-se evitar dormir todo encolhido, como se fosse um feto, pois isso pode causar distúrbios musculares, além de outros distúrbios internos. Quando a coluna fica muito curvada, os músculos também passam a permanecer estirados; porém, em sentido inverso.

Se possível, as pessoas casadas, com afecção de coluna, devem dormir em camas separadas. Isso evita a necessidade de uma dupla acomodação, pois terão que procurar uma postura adequada para dormir e, talvez, haja interferência pela posição em que o cônjuge dorme.

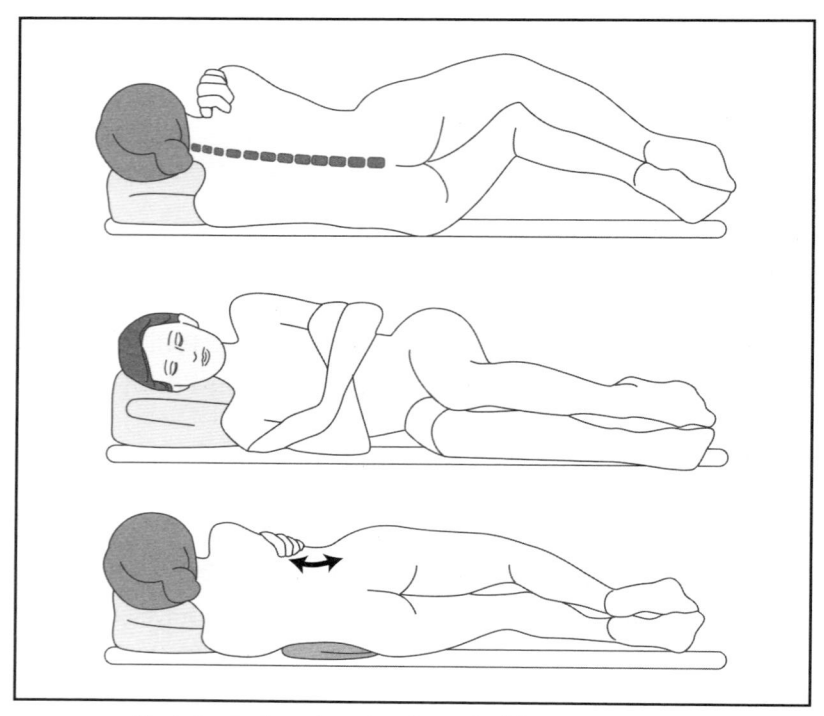

FIGURA 15 Posição de dormir mais adequada. Notar a posição e o tamanho do travesseiro (ver considerações no texto). Notar, na figura inferior, o pequeno travesseiro da região lombar.

COMO LEVANTAR-SE DA CAMA

Admitindo-se que o portador de problemas dolorosos de coluna tenha dormido adequadamente, o ato de levantar-se da cama tem muita importância, pois, realizado inadequadamente, constitui a primeira torção da coluna. O levantar da cama de manhã ou em qualquer ocasião deve ser ensaiado para que se torne um reflexo condicionado.

1. Coloque o despertador com alguns minutos de antecedência para não ter que fazer tudo correndo, pois de manhã as articulações

estão mais relaxadas e, portanto, com maior facilidade de, na agitação matinal, causar os primeiros problemas de tensão muscular. Assim que o despertador tocar, permaneça de barriga para cima um instante, a fim de tomar consciência de que vai levantar-se de maneira correta, evitando as agressões à coluna.

2. Não se levante diretamente da posição de decúbito dorsal, porque terá que fazer força com os músculos dorsais e torcerá a coluna.

3. Volte, aos poucos, à posição descrita como a de dormir, de lado, com os joelhos dobrados. Observe os detalhes. Não levante a cabeça. Faça "arrastar" os ombros lentamente para que eles se localizem na posição de lado. Acompanhe com esse movimento lento a bacia e as pernas. Cuide para que o braço passe por baixo de seu corpo e venha para a frente.

4. Para se levantar, dê um impulso com a mão que ficou na parte de cima, apoiando-a no colchão. O antebraço que está apoiado na cama também poderá ajudar. Note que no instante em que der o impulso, os pés já deverão estar se dirigindo para fora da cama e neste ato, você senta na beira do colchão.

COMO TOMAR BANHO E VESTIR-SE

Por incrível que pareça, é nos mínimos gestos, tantas vezes realizados durante o dia e por anos a fio, que se produzem as maiores agressões à coluna. Isso causa, quer pelo mecanismo de tensão muscular, quer pelo estreitamento do orifício de conjugação, as dores na espinha. É evidente que a soma de todas essas agressões é que causa, ao final do dia, uma sensação de ardência, de adormecimento, de cansaço, de tensão muscular, que acaba se refletindo sobre o psiquismo do indivíduo que age sobre todos os fatores de origem de dor já analisados. Esse é o círculo vicioso que temos que romper, sob pena de piorarmos as condições anatômicas do disco a tal ponto que se tornará irreversível, com dores seguidas e constantes.

Cuidados matinais

Já vimos como se deve descer da cama ao levantar-se de manhã, com alguns minutos de antecedência, para não criar o estado de tensão logo cedo, após o relaxamento muscular que foi proporcionado pelo sono.

Higiene pessoal

Na maioria dos lavabos, a pia é baixa, obrigando as pessoas a se curvar excessivamente em uma posição incorreta. Tanto o homem como a mulher ficam nessa postura errada por algum tempo, fazendo a higiene matinal logo depois do repouso do sono.

Recomenda-se aos portadores de sérios problemas de coluna lombar que comprem um pequeno banquinho e façam toda esta higiene pessoal *sentados*. As mulheres, ao se maquiarem, também devem observar esse detalhe.

Outro ato muito importante é o de lavar os pés durante o banho de chuveiro. A maioria das pessoas executa esse ato com o arqueamento do corpo, que requer esforço exagerado, provocando uma postura penosa para a pessoa portadora de lombociatalgia. Em várias ocasiões, já foram pacientes, enrolados em toalhas, ao pronto-socorro, sem conseguirem se mover, em razão de uma violenta dor do tipo ciático resultante de uma hérnia de disco ou estiramento muscular causado por essa posição. O modo adequado, portanto, de realizar a lavagem dos pés é sentar naquele banquinho (que por ser de plástico pode ser colocado na água) e dobrar uma perna sobre a outra (como no ato de calçar os sapatos). Dobrar uma perna sobre a outra, em pé, ou se apoiar com o pé na parede são menos danosos, mas, de qualquer maneira, incômodos e agressivos à coluna.

Como se vestir

Calçar as meias é um ato que deve ser realizado com uma perna dobrada sobre a outra (como no ato de lavar os pés). Nessa posição, também devem ser vestidas as roupas de baixo, a calça comprida e os calçados. Depois, em pé, ajusta-se a calça no corpo. Quando alguém possui algum problema no joelho, deve procurar apoiar-se, evitando, com isso, causar danos à coluna.

Outro detalhe, que deve ser objeto de atenção, são os fechos das roupas femininas, que obrigam a uma ginástica inadequada, piorando as dores na coluna cervical ou torácica. Por isso, as mulheres devem usar sutiãs que se abotoam na frente, saias que se fecham na frente ou, no máximo, nos lados, vestidos com zíperes cômodos ou abotoados, sob pena de sofrerem agressões à coluna logo ao se vestirem pela manhã.

As roupas masculinas, nesse sentido, são mais práticas.

RESUMO

1. *Deitar é um ato de repouso para a coluna como um todo. Os discos ficam duplamente aliviados da pressão que é exercida sobre eles, os músculos relaxam e o peso do corpo fica reduzido.*

2. *As pessoas com problemas de coluna precisam descansar deitadas, na posição de decúbito dorsal (barriga para cima), e não sentadas.*

3. *Na posição deitada, que corresponde a um repouso muscular, se a ela for associado um repouso psíquico, atingiremos o melhor grau de relaxamento que é o fator mais importante e indispensável em qualquer tratamento.*

4. *O relaxamento muscular-psíquico pode ser obtido por várias técnicas que obrigam um aprendizado demorado e que, dependendo do paciente, às vezes não se consegue alcançar. Um estado semelhante é obtido com o sono.*

5. *Ao procurar realizar esse relaxamento, devem-se cuidar desses detalhes: a) quarto em penumbra; b) música embaladora, suave; c) travesseiros adequados; d) posição correta; e) sedativo antidistônico ou um chá de camomila. Se pegar no sono não fará mal, pois tudo isso será de curta duração, uns 30 minutos no máximo.*

6. *Dormir bem é parte do tratamento perpétuo da coluna. Para conciliar o sono, muitas vezes, é necessário o uso de um sedativo ou uma bebida relaxante, como um chá de camomila.*

7. *Para dormir existem alguns detalhes que precisam ser também avaliados, como: o tipo de cama, de colchão, de travesseiro e a postura de dormir.*

8. *A cama deve ter altura adequada e estrado firme, de preferência de madeira maciça.*

9. *O colchão adequado é aquele que tem uma camada de espuma de borracha de 10 cm de espessura sobre uma estrutura rígida de apoio que pode ser obtida com um colchão de crina.*

10. *Os colchões semiortopédicos e ortopédicos são muito duros pela pequena quantidade de espuma de borracha que têm. Com isso não permitem um repouso adequado por comprimir as articulações e os ossos.*

11. *Dormir no chão deve ser considerado como exceção, pois o ato de levantar-se fica difícil, devendo ter o apoio de outra pessoa.*

12. *Os travesseiros complementam as curvas da coluna que o colchão rígido não pode acompanhar. São importantes na posição de decúbito dorsal (barriga para cima), quando não em relaxamento apenas, e devem ser colocados no pescoço e na região lombar. E na posição correta de dormir (de lado) devem ser colocados entre a cabeça e o ombro e no meio das pernas (que é opcional).*

13. *A posição menos agressiva e melhor para dormir é de lado, evitando as torções que a posição de decúbito ventral causa.*

14. *Levantar-se corretamente da cama implica diminuir as agressões matutinas à coluna, logo no início do dia. Para isso será preciso acordar um pouco mais cedo e observar os movimentos adequados de como se levantar da cama.*

15. *Ao se vestir e tomar banho, devem ser evitadas as torções, a inclinação do tronco forçada e o estiramento. Na higiene matinal, no ato de tomar banho e se vestir, vários detalhes podem ampliar uma agressão à coluna no instante em que as estruturas estão repousadas do sono noturno.*

Como andar

As pessoas deprimidas, ansiosas, com tensões psicológicas que acabam resultando em tensão muscular, andam como se carregassem todos os problemas do mundo nas costas. Com isso alteram o equilíbrio do corpo (um imaginário fio de prumo que passa pela coluna, bacia e pés, desequilibrando o passo, em uma postura antigravitacional).

O método correto de andar é olhando sempre para a linha do horizonte, olhando as pessoas nos olhos e até mesmo com um certo ar de arrogância. Isso significa que a cabeça está erguida, e não apenas os ombros. Ao caminhar de cabeça baixa, há um ar de timidez, insegurança. Ao caminhar, contraia a musculatura abdominal e as nádegas.

Esse tipo de andar altivo, já, por si só, melhora o estado de humor e a disposição de enfrentar o mundo (Figura 16).

POSTURA E OS SEIOS

Um dos fatores que tem causado certo desequilíbrio na postura das mulheres é o problema dos seios grandes ou desproporcionais ao corpo.

As jovens que têm esse problema procuram esconder os seios arqueando os ombros e as costas e com isso produzem uma postura

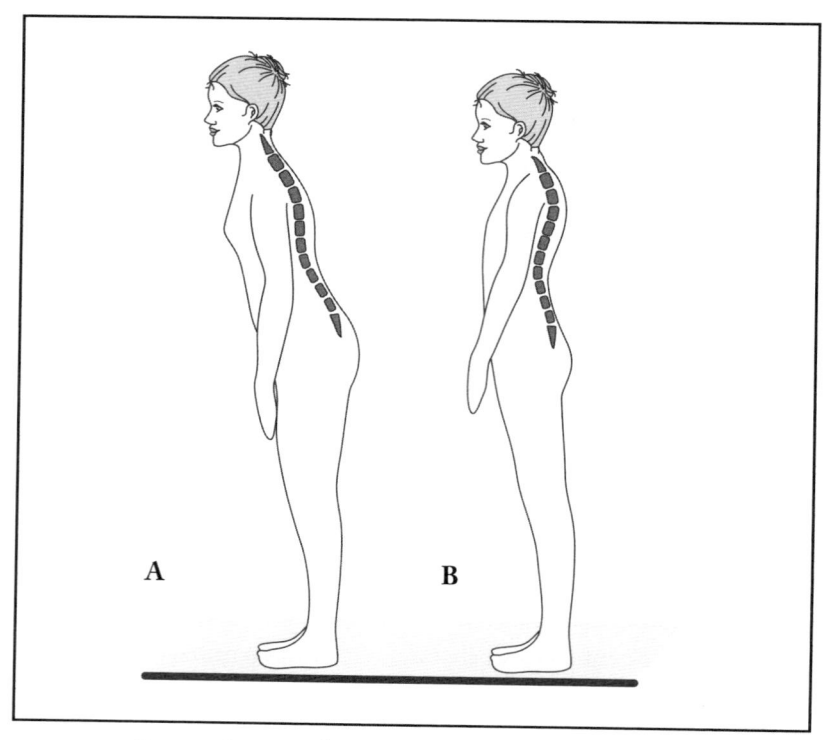

FIGURA 16 Posição de andar. À esquerda (A), posição elevada do tórax resulta em acentuação da lordose lombar e enfraquecimento dos músculos abdominais anteriores. À direita (B), posição correta.

completamente errada e com graves alterações à estrutura da coluna, por se tratar de jovens que ainda estão em crescimento. A recomendação que se faz a essas jovens é que usem roupas mais adequadas, soltas, discretas, em vez de camisetas justas e roupas apertadas que acentuam os seios (Figura 17).

As mulheres adultas, que já tiveram filhos e que têm realmente os seios grandes e pesados, podem apresentar distúrbios na coluna cervical. A plástica é um sonho, na maioria das vezes, irrealizável. A solução mais adequada é um sutiã mais corretivo e mais forte que permite uma postura melhor e disfarça um pouco o tamanho dos seios, achatando-os. Há certos tipos de maiô de alça para amarrar no pescoço que, nas mulheres com seios grandes, apertam justamente a sétima vértebra cervical, causando dor e adormecimento nas mãos e braços, enquanto estão na praia ou piscina.

Há casos excepcionais de hipertrofias exageradas que somente a plástica pode resolver.

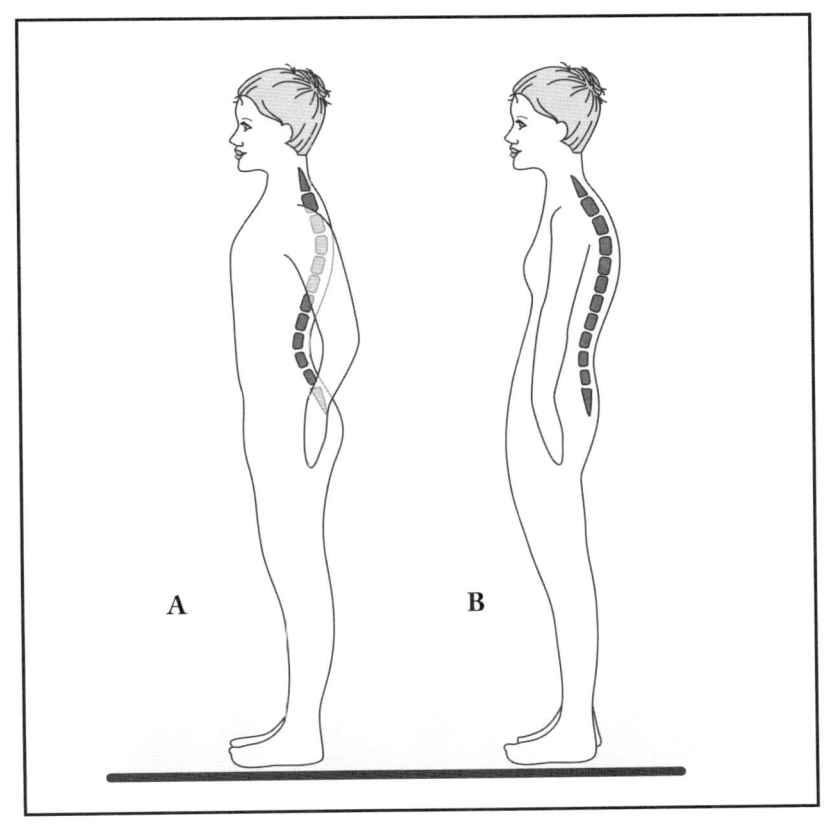

FIGURA 17 Posições incorretas de andar. À esquerda (A), flexão da bacia, causando uma hiperextensão da coluna. À direita (B), acentuação da cifose (corcunda) e da lordose lombar.

O PROBLEMA DOS SAPATOS

O mais difícil de acertar com as mulheres é o problema dos sapatos. Em primeiro lugar temos o salto, em segundo o problema do calcanhar livre, em terceiro as palmilhas, em quarto as diferenças de tamanho das pernas e, em quinto, o tamanho adequado.

O salto mais adequado é aquele que tem uma base larga e que seja do tamanho de todo o calcanhar. O calcanhar e, portanto, o salto desempenham papel importante no apoio da marcha, por isso deve ter base larga, devendo-se excluir os saltos finos, que são instáveis. O peso do salto também deve ser evitado, pois, no ato seguinte do passo na marcha normal, representa um peso a mais; assim, os saltos pesados não são aconselháveis. A altura do salto também não deve ser excessiva, pois causa inúmeras torções no tornozelo, além de deixar a marcha instável. A altura ideal é de 2 a 3 cm.

Muitas senhoras, acostumadas a andar de salto alto a vida toda, pioram das dores nas costas quando andam com salto baixo.

O problema mais sério dos sapatos femininos é a ausência de contraforte, aquela região de trás do calcanhar que dá a estabilidade do passo. *Os diversos tipos de tamancos ou "anabelas" são os piores sapatos para quem tem problemas de coluna.* As sandálias que têm tiras atrás são um pouco menos piores, mas mesmo assim são condenáveis para as pessoas com dores na coluna lombar. Deve-se evitar trabalhar com esses tipos de sapatos, pois aumentam a instabilidade da coluna.

O sapato correto, sob o ponto de vista da coluna, é aquele que tem contraforte (fechado atrás), podendo os dedos estarem livres, com salto de base larga e leve e de altura de 4 cm no máximo.

Nisso também estão incluídos os chinelos, que não têm contraforte e é sabido que muitas donas de casa executam todo o serviço doméstico com chinelos ou mesmo alguns homens andam durante muitas horas com sapatos velhos, cujo contraforte foi inclusive amassado. Os calçados e chinelos nessas condições seguram a parte anterior do pé que dá a orientação do passo e deixam livre o calcanhar, que é o ponto de apoio no instante de dar o passo, transmitindo essa instabilidade à coluna lombar e às demais zonas da coluna. Excepcionalmente, em uma festa, por exemplo, por poucas horas, pode-se usar esses sapatos para se enquadrar dentro da moda. Para trabalhar em casa ou em qualquer atividade, durante muitas horas, deve-se usar o calçado correto.

É incrível como existe um enorme número de pessoas que escolhe o sapato de tamanho menor que o necessário por questão de vaidade. Os dedos ficam contraídos e apertados, dificultando o passo e o andar, além de causar calosidades, dedos em garra e joanetes. Tudo isso é muito dolorido, dificultando o andar e agredindo a coluna. O joanete é praticamente uma anomalia feminina, resultante de sapatos pontiagudos e pequenos. O tamanho do sapato deve ser determinado pelo dedo mais longo, e que nem sempre é o dedão, podendo ser o segundo dedo.

AS PALMILHAS

Usadas por pessoas que têm pés chatos, encurvados para dentro (varos) ou para fora (valgo), colaboram para corrigir alguns defeitos de estrutura dos pés que repercutem na musculatura da perna e, às vezes, consequentemente, na coluna lombar. Embora alguns ortopedistas não acreditem nessas correções, em inúmeros casos as palmilhas trazem um real alívio às dores dos pés e à própria espinha.

Uma correção com a qual todos os médicos concordam é a que se realiza nas pessoas com escoliose, em que uma perna está mais comprida do que a outra em decorrência de desvio da bacia. Isso se obtém com o acréscimo de uma sola de 1 ou 2 cm, colocada no salto e na sola, não por dentro, como se fosse uma palmilha, mas por fora. As pessoas que têm essa diferença acentuada (confirmada com a radiografia) costumam mancar e, com isso, desequilibram mais os discos e as vértebras, que passam a ter movimentos imprevistos. Não são necessários sapatos ortopédicos, mas simples calçados fechados em que qualquer bom sapateiro acrescente uma sola da altura que o médico determinou pela radiografia.

ANDAR É BOM PARA A COLUNA

Um dos exercícios mais recomendáveis é andar com calçados adequados e com postura correta, sem carregar inúmeros embrulhos e sacolas. Se a pessoa ao andar sente dores na coluna ou nos pés, significa que algo na estrutura do equilíbrio não está adequado, necessitando, portanto, de uma revisão. Muitas vezes, os problemas estão em outro setor, como, por exemplo, cansaço fácil ou inchaço nos pés, que podem estar ligados à area cardíaca, renal ou mesmo à hipertensão arterial. Ao andar, procure pisar primeiro com o dedão e depois com o restante do pé. Empregue os exercícios de "barriga dura" e da báscula da bacia que são ensinados adiante. Fique na postura correta, olhando para a frente, como na Figura 16.

TRABALHAR EM PÉ

Se andar é bom para o equilíbrio dinâmico da coluna, ficar muitas horas em pé, parado, trabalhando, sem se movimentar, é maléfico. Nem tanto para a própria coluna, mas para a circulação sanguínea das pernas. Para o sangue subir dos pés para a cabeça, precisa do apoio dos músculos que, se apertados e contraídos, impulsionam o sangue para cima, através das válvulas das veias. Permanecer parado sem se movimentar é uma das causas de varizes e outros distúrbios vasculares que se confundem com o formigamento e adormecimento causado pelas alterações da coluna.

Outro sinal clínico que pode confundir as pessoas com problemas na espinha é esse "cansaço" da musculatura das pernas. A causa é a falta de circulação adequada dos músculos, como já foi explicado, que acarreta retenção de ácido lático e outros metabólitos, dando a sensação de cansaço e pernas pesadas.

As pessoas que trabalham em pé, balconistas, operários, ascensoristas, etc., devem ter um pequeno banquinho para colocar alternadamente os pés, pois isso corresponde a ficar andando sem sair do local. A dona de casa quando está cozinhando ou passando a roupa também deve usar esse artifício, pois isso não só colabora com a melhoria das dores na coluna lombar como evita o aparecimento de varizes, que são as veias dilatadas, insuficientes de impulsionarem o sangue de baixo para cima.

SUBIR OU DESCER ESCADAS

O ato de subir escadas representa, sob o ponto de vista de dinâmica da coluna, uma adaptação muito acentuada. O pisar um degrau deixa a coluna e o corpo se equilibrarem na metade de um pé, enquanto o outro se solta para dar o passo seguinte. Isso causa um desequilíbrio muito grande na coluna se a pessoa realiza esse ato com aqueles tamancos já referidos ou com algum peso na mão.

Há profissões que devem usar demasiado as escadas, subindo-as e descendo-as inúmeras vezes. Devem-se, portanto, empregar técnicas para realizar essa escalada:

1. evitar de subi-las correndo ou de dois em dois degraus;
2. ao subir a escada, procurar o apoio do pé em todo o degrau e não só na quina do degrau;
3. manter o tronco ereto;
4. não subir um degrau em seguida do outro e sim, subir um degrau, colocar os dois pés sobre ele e depois passar para o outro.

É evidente que há uma perda maior de tempo nessa maneira de subir escadas, mas é a única compatível para quem sofre de problemas na coluna e necessita, entretanto, de executar esse ato na sua jornada de trabalho.

O ato de descer as escadas também resulta na procura de um bom equilíbrio; porém, com menos dificuldades.

RESUMO

1. *A posição de andar deve ser com a cabeça erguida, olhando sempre para a linha do horizonte, com a musculatura abdominal e das nádegas contraídas.*

2. *Afastar adequadamente os problemas de tensão psicológica, depressões, angústias, etc., que fazem com que as pessoas andem como se carregassem o mundo nas costas.*

3. *Os seios devem merecer uma análise atenta pelas mulheres, inclusive usando suportes adequados e corretos. Há casos em que só a cirurgia plástica resolve.*

4. *Para andar corretamente no trabalho durante a maior parte do dia, o calçado não pode ter salto alto e fino, nem ser aberto atrás do calcanhar. Deve ser de forma e tamanho adequados. Poderá ter palmilha corretiva. Às vezes é necessária uma correção de altura dos saltos e solas no caso das escolioses. Isso é também válido para os chinelos ou calçados usados em casa.*

5. *Andar é bom para a coluna.*

6. *No trabalho em pé, exigido por várias profissões e, inclusive, a da dona de casa, deve-se usar um apoio que permite uma alternância dos pés.*

Escoliose, *spina bifida*, espondilólise e outras

Estudamos detalhadamente os fatores que podem influir sobre os discos intervertebrais e a musculatura da coluna, portanto, sobre a postura. Vamos agora analisar os três fatores que podem causar alterações na estrutura óssea do esqueleto, repercutindo sobre a postura.

1. alterações hereditárias;
2. alterações por costumes, modos de trabalho ou gravidez; e
3. alterações por doenças ou acidentes.

ALTERAÇÕES HEREDITÁRIAS

As alterações ósseas por hereditariedade são as decorrentes de "erros" no desenvolvimento dos ossos da coluna. Há algumas que são simples – um aumento de número de vértebras ou algumas vértebras que se soldam entre si ou, ainda, vértebras que se desenvolvem pela metade (hemivértebras). Outros "erros" são graves, inclusive podem levar a criança, logo ao nascer, ao óbito, pois ao mesmo tempo que há um defeito no desenvolvimento ósseo, também há um idêntico na evolução da medula nervosa, produzindo uma meningocele que pode levar à necessidade de neurocirurgia. Há casos em que mesmo com esse grave defeito, tanto na coluna óssea como na medula nervosa, é possível uma operação, dependendo do grau de abertura.

Vamos estudar com mais detalhes a *spina bífida*, a espondilolistese e a escoliose ideopática, que são, entre as inúmeras alterações hereditárias, as mais comuns na clínica.

ALTERAÇÕES POR COSTUMES, MODOS DE TRABALHO OU GRAVIDEZ

Nos países orientais é muito frequente as mães carregarem os filhos nas costas. Isso causa uma série de lesões ósseas na curvatura da coluna. O tipo de trabalho que certas tribos indígenas fazem de cócoras acentua a curvatura torácica, modificando a forma das vértebras. No Brasil, esses tipos de costumes locais são praticamente inexistentes.

Entretanto, existem profissões, como a do dentista, por exemplo, em que se trabalham várias horas, em uma posição torcida de lado, que pode acarretar uma rotação das vértebras ou o aparecimento de uma escoliose.

De um modo geral, as alterações posturais inadequadas das várias profissões (veja Capítulo 22), causam o cortejo das lesões que já vimos na *discopatia degenerativa* ou *discartrose* (disco intervertebral, articulações, vértebras) e na própria musculatura.

A gravidez produz alterações posturais na bacia e na coluna, que são compensadas facilmente pela modificação do eixo de equilíbrio.

A bacia óssea vem para a frente e com isso aumenta a lordose lombar; como o feto fica na frente, contido pela musculatura abdominal, poderia haver um desequilíbrio que é compensado pela separação das pernas quando a mulher grávida anda.

É muito frequente as dores das costas das grávidas, principalmente aquelas que trabalham em fábricas, mas são de pouca intensidade. O mais frequente é a dor intensa e aguda surgir depois do parto, quando a mãe deve tratar do bebê e se debruça muito sobre a cama (estirando a coluna lombar que ainda não voltou ao lugar).

Outro fator de desequilíbrio são as mulheres que já passaram por muitas gravidezes e ficam com o abdome flácido, com a queda das vísceras internas. Felizmente, hoje existem coletes ortopédicos especiais para a gravidez, que facilitam a correção desse incômodo.

Existem médicos que não recomendam a fisioterapia em grávidas. Acreditamos que não se pode ser dogmático. Pequenas trações em mesa têm dado tanto alívio que a achamos preferível às múltiplas injeções de B12 e analgésicos. Evita-se o calor muito profundo e demorado, mas mesmo as ondas curtas têm dado ótimo resultado à incômoda dor nas costas de gestantes que não têm outros problemas maiores.

O pós-parto é um período de recuperação muito importante tanto para a coluna como para os músculos abdominais; por isso, a mulher precisa pedir ao seu obstetra que lhe indique os exercícios e os cuidados que deve seguir nessa época de recuperação.

ALTERAÇÕES POR DOENÇAS

Às várias doenças que podem acometer todos os ossos, como infecções, tumores, osteoporose, etc., e também podem afetar os ossos da coluna, alterando a estrutura postural e causando dores locais, dedicamos um capítulo especial a seguir (ver Capítulo 19).

ALTERAÇÕES POR ACIDENTES

Com o desenvolvimento da indústria, surgiu uma série de alterações na estrutura da coluna causadas por acidentes de trabalho, batidas, queda de pesos em cima da coluna ou pancadas menores que podem desarranjar a estrutura da coluna. O tratamento desse tipo de acidente, infelizmente, tem sido negligenciado, podendo trazer complicações posteriores. O mesmo deve-se dizer dos acidentes no esporte, batidas fortes na coluna ou estiramentos musculares das costas que não são tratados com o devido rigor.

Mais graves, entretanto, são os acidentes automobilísticos, que podem causar fraturas de vértebras e deslocar discos e articulações com comprometimento grave posterior se não forem tratados convenientemente por um especialista.

Os acidentes, hoje cada vez mais frequentes, podem causar lesões, desde imperceptíveis nos elementos da estrutura da coluna até graves de fraturas ósseas com seção da medula nervosa, causando uma *paraplegia*, ou seja, paralisia das pernas, obrigando o uso de cadeira de rodas.

Deixaremos de tratar de várias doenças musculares, como a paralisia infantil, a paralisia cerebral, etc., que podem causar escolioses, alterando a estrutura óssea da coluna e fazendo alterações na postura, porque fogem à finalidade desta obra.

Uma vez que limitamos bem o tema deste capítulo, podemos fazer referências sumárias às alterações ósseas que surgem em outras articulações do eixo de sustentação que são os pés, os tornozelos, os joelhos, a bacia e os quadris. Apesar de não se tratar de alterações hereditárias, didaticamente, ficam mais fáceis de serem estudadas neste capítulo.

SPINA BIFIDA (ESPINHA BÍFIDA)

No desenvolvimento do embrião, verificamos que as vértebras se originam de duas metades que se fundem para constituir o *corpo vertebral* na frente e duas metades que se fundem para formar a parte posterior, ou seja, as apófises transversas e as apófises espinhosas.

Quando as apófises espinhosas não se soldam completamente, constituem a espinha bífida.

Deve-se notar que a *spina bifida* (termo latino, por essa razão é escrito dessa forma) pode se soldar até a idade de 17 a 18 anos, quando cessa o crescimento ósseo. É frequente na coluna lombar, principalmente nas últimas vértebras desse segmento, e é mais rara nas últimas vértebras cervicais.

A maioria dos autores concorda que a *spina bifida*, por si só, não é causa para a explicação das dores da coluna. Poderá, quando estiver associada a outros fatores locais, causar uma *instabilidade* de articulação lombossacra. Geralmente, constitui-se em um achado radiológico, pois existe enorme multidão de pessoas que têm *spina bifida* e não têm dor alguma na coluna e nem sabem que têm essa malformação, pelo simples fato de não ter realizado nenhuma radiografia da região.

ESPONDILOLISTESE

Muitas vezes, a dificuldade de soldadura dos ossos da coluna se verifica entre a parte posterior da vértebra e a parte anterior, que ficam ligadas por uma ponte fibrosa, e não óssea. A essa ausência de soldadura óssea (e sim fibrosa) se chama de *espondilólise*. Como geralmente se localiza na região dorsal, onde essa soldadura fibrosa fica submetida a várias forças de pressão, muitas vezes há um deslizamento da vértebra. Então, passa-se a chamar *espondilolistese*. Quando esse escorregamento é muito acentuado, é necessário realizar uma cirurgia, pois a vértebra poderá pressionar o nervo, causando uma dor do tipo da hérnia de disco.

Essa espondilolistese é diagnosticada pela radiografia oblíqua ou pela falta de alinhamento das vértebras na posição de perfil. Na maioria absoluta dos casos, os coletes, a moderação nos esforços e a postura correta são suficientes para evitar o aparecimento de dores, não sendo necessária a cirurgia.

ESCOLIOSE – A CURVA ANORMAL

Como já vimos, a coluna tem uma série de curvas, quando vista na posição de lado, de perfil. No entanto, quando examinada de frente ou de costas, a coluna não apresenta curvas. Dá-se o nome de *escoliose* a qualquer curva que apareça na coluna quando examinada de frente ou de costas (Figura 18).

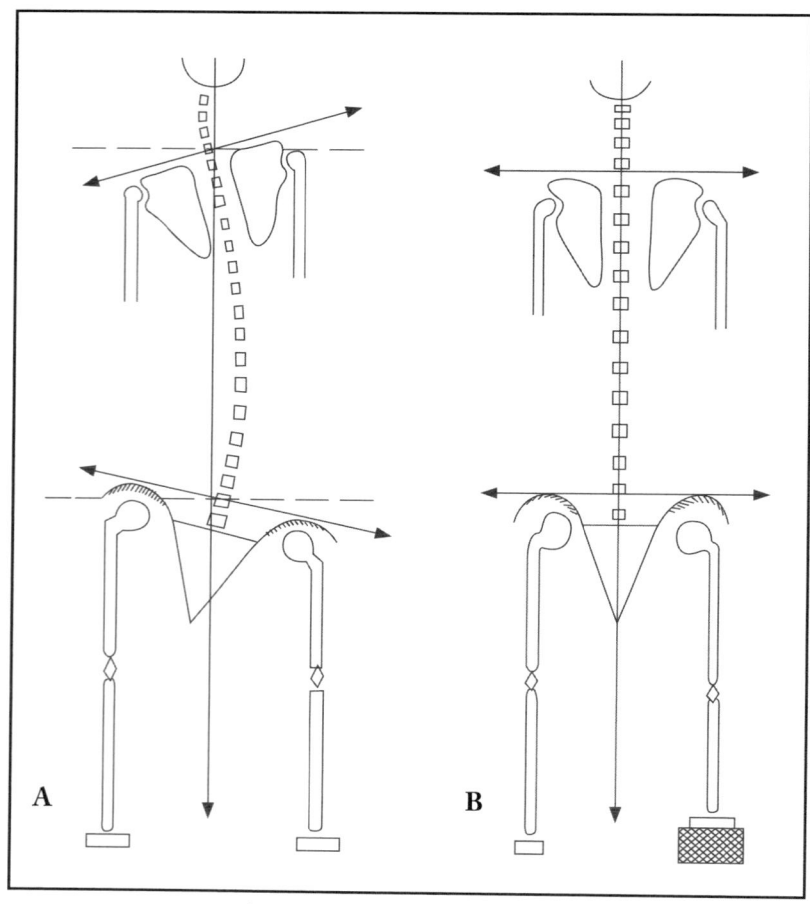

FIGURA 18 Escoliose. À esquerda (A): escoliose lombar e cervical. À direita (B): escoliose "compensada" do adulto, pela correção da báscula da bacia. No jovem até a idade final do crescimento, essa correção é feita com coletes ortopédicos adequados.

Para continuar a exercer o seu papel de eixo do corpo, a coluna que, por qualquer motivo, apresenta uma curva anormal em uma região, necessariamente apresentará outra em sentido inverso em outra região para compensar, como se vê na Figura 18.

Além da curvatura anormal, pode ocorrer, concomitantemente, uma *rotação de vértebras* e, com isso, os discos e as articulações ficam submetidos a uma série de novas forças, que obrigarão a pessoa a evitar certos tipos de esforços ou determinadas espécies de exercícios ou trabalhos.

Causas da escoliose

As causas da escoliose não estão bem determinadas na grande maioria dos casos, por isso são chamadas de *escolioses ideopáticas* (que quer dizer "causa desconhecida").

A rigor, não se pode dizer que a escoliose seja uma alteração hereditária, pois muitas crianças nascem sem esse problema, desenvolvendo-o somente depois de vários anos. Foi incluída neste capítulo simplesmente pela sua facilidade didática.

Há uma *escoliose congênita* em que a criança apresenta desde o nascimento uma alteração desse tipo, sendo de gravidade maior.

Existem escolioses originárias de alterações musculares, como a da paralisia infantil ou da paralisia cerebral, que não serão analisadas nesta obra pelo fato de exigirem uma série de cuidados fisioterápicos independentes dos posturais.

Escoliose nas crianças

A coluna, assim como a maioria dos ossos, se desenvolve até 17, 18 anos, quando o *núcleo de crescimento* dá por finda sua missão e se calcifica. Nas crianças de tenra idade que apresentam escoliose, faz-se a radiografia e mede-se o ângulo ósseo ali existente. Esse ângulo chama--se "ângulo de Cobb" (nome do médico americano que idealizou essa maneira de calcular o grau de curvatura da coluna). Se a medida for superior a 20 a 25 graus, não haverá outra alternativa senão a de usar um colete especial, grande, mas leve, que se apoia nos ossos do quadril e "empurra" a curvatura da espinha. É o colete de Milwaukee (nome da cidade americana em que um grupo de ortopedistas o idealizou).

Não adianta as mães se iludirem com ginástica e postura correta, pois a criança não conseguirá equilibrar esse desvio. A coluna que se curvou obriga os músculos a uma contração a que a própria criança não tem força para se opor.

Além disso, com o crescimento das vértebras, essa curvatura vai se acentuando e somente esse colete poderá impedir a progressão desse desvio. Os jardineiros sabem que devem endireitar um tronco de árvore desde o início do seu crescimento com uma estaca amarrada no caule, caso contrário, a curva continuará progredindo enquanto estiver se desenvolvendo.

Se as mães ou os responsáveis não obrigarem as crianças a colocarem esse colete, durante 23 horas por dia, permitirão a ocorrência de um desvio tão grande na coluna que poderá afetar os órgãos internos do abdome (produzindo distúrbios digestivos e renais) ou dos órgãos do tórax (causando dificuldades respiratórias ou circulatórias). Muitas vezes, a curvatura fica tão acentuada que se torna incompatível com a vida, se não for realizada uma correção cirúrgica. Nessa operação, na maioria das vezes, se colocam enxertos ósseos, como se fosse uma espécie de cimento para retificar a coluna, sendo necessário o apoio de gesso durante seis meses. Há também correções que são feitas com hastes metálicas aderidas à coluna, debaixo da pele, para "esticar" a coluna nos casos mais sérios. Essa operação, realizada somente quando o colete se mostra ineficiente para corrigir a curvatura, tem a desvantagem de o indivíduo perder a mobilidade da coluna, não podendo mais fazer todos os movimentos.

A escoliose de um segmento pode causar alteração de toda a estrutura óssea. A escoliose lombar determina uma escoliose cervical do outro lado, além de um desvio de bacia com alteração do comprimento das pernas. Há casos em que as vértebras também sofrem uma rotação e isso resulta em alterações do gradeado das costelas, com saliências ósseas ou modificações à altura dos omoplatas nas costas. A escoliose cervical causa desnivelamento dos ombros, resultando braços com comprimentos diferentes. Não se pode tentar corrigir essas diferenças com "massagens e manipulações", sob pena de causar graves danos à coluna.

Evidentemente, uma pessoa que já tenha escoliose desde jovem, que fica obesa e não cuida da postura, terá problemas psicológicos de tensão nervosa e muscular e acabará tendo uma discopatia e uma série de dores, como as outras pessoas nas mesmas circunstâncias, entretanto sem escoliose.

Lembro-me de D. Mercedes, mãe de quatro filhos, tranquila, que veio à consulta por causa de uma abreugrafia que fez no trabalho e na qual foi constatada uma escoliose. Não sentia nada e passou pelas quatro gravidezes absolutamente sem dores. Aos 46 anos de idade, não tinha queixa alguma. Portanto, a escoliose, por si só, não é motivo de dor, nem de pior prognóstico na evolução de uma discopatia da coluna. Inúmeras pessoas têm escoliose e ignoram o fato, vindo a descobri-la quando fazem uma radiografia da coluna. Aí então passam a atribuir todas as dores a essa alteração.

Escoliose em adultos

Quando a escoliose é descoberta no adulto, significa que durante a infância o grau de curvatura da coluna foi pequeno, não muito perceptível ou que os pais não observaram essa alteração.

No adulto, como a coluna já está estruturada, não adianta mais esse colete, porque não endireitará mais o arcabouço ósseo. No entanto, o fato de ter uma escoliose é sinal indicativo de que os discos e demais estruturas se adaptaram a essas alterações e é provável que, com o passar dos anos, se formem os sinais das discopatias. A pessoa que descobre que tem ligeira escoliose deve entender que a mesma, por si só, não é causa de dor, mas deverá procurar andar, deitar, trabalhar, etc. nas melhores condições para não agredir mais ainda uma coluna alterada em sua estrutura. O sapato deve ter altura maior na sola onde existe a diferença na *báscula* da bacia. Ao deitar deve, sempre que possível, acertar as diferenças com travesseiros. Ao trabalhar, deve evitar forçar mais o lado da curvatura ao atender telefones ou levantar pesos.

Muitas mães ficam preocupadas em relação à gravidez e ao parto quando descobrem uma pequena escoliose nas suas filhas. A experiência tem demonstrado que nos casos de poucos graus não há problema algum no decorrer da gravidez, nem no parto. Nos casos acentuados, é estudada antecipadamente a realização de uma cesariana. Nos casos de coluna já operada, também não tem havido maiores dificuldades obstétricas, pois a bacia, onde se desenvolve o feto, é perfeitamente normal.

O homem com escoliose terá alguma dificuldade em executar alguns movimentos ou trabalhos manuais. Isso o impede de exercer algumas profissões que obriguem a uma grande mobilidade, carregar pesos, além de limitar a prática esportiva.

CIFOSE

A acentuação da curvatura da região torácica chama-se cifose (corresponde a "corcunda"). Nas pessoas idosas, isso pode ocorrer por causa de um desabamento de vértebra torácica, devido a uma osteoporose acentuada, a uma fratura antiga ou mesmo a um processo tumoral.

Existe, porém, uma cifose dos adolescentes chamada cifose de Scheuermann (nome do médico que a identificou), que é causada por um distúrbio complexo do disco e da circulação sanguínea dos corpos vertebrais. Nesses jovens são muito importantes os problemas posturais e os exercícios de fortalecimento da musculatura, que são em maior número do que os apontados neste livro.

Em casos extremos, devem-se usar os coletes tipo Milwaukee ou de Jewit, para ajudar a correção.

Pés planos, pés cavos, pernas tortas e outros

Já vimos que a coluna é o eixo da sustentação do corpo e que passa desde cabeça, bacia, quadris, joelhos, tornozelos e pés. Nessa linha, todas as juntas com problemas hereditários ou adquiridos podem causar repercussões sobre a coluna.

Os quadris, por meio de uma artrose da articulação coxofemoral, poderão trazer nítidas alterações na postura da coluna. Na bacia, principalmente a articulação lombossacra, desempenha um papel importante no equilíbrio do corpo.

As vértebras de transição (vértebras sem desenvolvimento completo que pertencem ao sacro e não se fundiram ou pertencem à região lombar e se fundem no sacro), a *spina bifida*, a megapófise (uma apófise transversal que cresce demais e se liga com o sacro) e várias outras podem causar, juntamente com o aumento do ângulo lombossacro, uma instabilidade nessa região da coluna.

A articulação sacroilíaca pode desenvolver uma reação reumática que veremos adiante, quando estudarmos *espondilite anquilosante*.

Se os joelhos forem muito juntos são *pés* e *pernas varas* e se forem muito afastados, do tipo Garrincha, são *pés* e *pernas valgas*, que evidentemente têm repercussões no modo de andar e com alterações sobre a coluna.

As pessoas com pés chatos (pé plano) devem usar palmilha de apoio para o arco plantar. Não curam a deformidade do pé, mas levantam esses arcos durante a marcha, evitando dores e estiramentos dos músculos da perna e das costas. Os pés cavos também precisam desse apoio.

Os joanetes, chamados de *halus valgus*, influem no aparecimento de dores durante a marcha.

Todos esses padecimentos com repercussões sobre a coluna devem ser revistos, avaliados e corrigidos (às vezes até cirurgicamente) pelo ortopedista, pois são prejudiciais à coluna.

RESUMO

1. *As alterações ósseas da coluna são originárias de: 1) hereditariedade; 2) usos e costumes; 3) doenças e acidentes.*

2. *Nós nos detivemos mais nas alterações hereditárias porque as originárias de usos e costumes são raras no Brasil. As profissões também*

causam danos nas estruturas da coluna e já foram estudadas. Às doenças dedicaremos um outro capítulo.

3. *Os acidentes de trabalho e de esporte que agridem a coluna têm sido negligenciados pelos pacientes, trazendo danos à coluna no futuro. Os acidentes automobilísticos são agressões graves à coluna, causando fraturas ou mesmo secção medular com paraplegia.*

4. **Spina bifida** – *É uma alteração frequente na coluna lombar e mais rara na cervical e dorsal. Sozinha, provavelmente, não causa dano à coluna.*

5. *Espondilólise – É a falta de soldadura óssea do arco posterior da vértebra, que não causa maiores problemas, a não ser quando há um escorregamento (listese).*

6. *Escoliose ideopática na criança – Não é propriamente um distúrbio hereditário e é a mais importante desse grupo. Deve ser acompanhada por médico. Massagens e ginástica não são suficientes. Quando o ângulo for maior do que 25 graus Cobb, deve-se usar o colete de Milwaukee. Se o colete não for suficiente, deve-se indicar a cirurgia corretiva.*

7. *A escoliose no adulto, por si só, não causa dor, mas deve ser um sinal indicativo para evitar esforços e posturas erradas a fim de não agredir mais ainda a coluna.*

8. *A cifose juvenil, em que se acentua a curva torácica, requer acompanhamento médico, com exercícios e correção de postura. Em raras ocasiões é necessário usar o colete corretivo.*

9. *As outras alterações na forma dos ossos e articulações do quadril, sacro, joelhos, tornozelos e dos pés devem ser corrigidas, sob pena de causarem distúrbios posturais e dores na coluna.*

10. *O pé plano (chato) deve ser corrigido no adulto, pois é motivo de estiramento muscular e de dores na musculatura da coluna e imperfeição do andar.*

Hérnia de disco

Uma afecção que preocupa muito as pessoas com problemas de dores na coluna é a hérnia do disco intervertebral, que, como se sabe, é muito dolorida e obriga a uma intervenção cirúrgica na coluna.

Vamos voltar à Figura 3, em que se pode verificar que o disco está muito próximo da saída do ramo do nervo do orifício de conjugação.

Já vimos que na discopatia o disco intervertebral está alterado por várias fissuras e também ficamos informados, em páginas anteriores, de que existe uma parte central chamada núcleo pulposo, gelatinoso, que pode "escorregar" por entre as fissuras do disco, indo apertar o ramo do nervo raquidiano. Essa saída do núcleo do centro do disco intervertebral é muito semelhante a uma "hérnia" da virilha, que é um segmento do intestino que sai por um orifício inguinal aumentado.

A hérnia inguinal, por manobras suaves e com medicamentos, pode ser reduzida, ou seja, pode voltar ao estado inicial. No entanto, as condições anatômicas locais darão oportunidade para que isso ocorra novamente ao menor esforço.

A hérnia de disco também, com fisioterapia, repouso, medicação contra dores, poderá ser desfeita, voltando o núcleo para a sua posição primitiva. E, eventualmente, em uma outra ocasião, o núcleo poderá migrar novamente por uma das fissuras do disco, causando novamente intensa dor. Há casos, nos dois tipos de hérnia, tanto a inguinal como a intervertebral, em que não voltam ao normal.

Apesar de todos os tratamentos instituídos, causa intensa dor (na área do nervo ciático ou não), que deixa o paciente desesperado, necessitando inclusive tomar morfina para sedar.

O disco que permite, após um esforço, a saída do núcleo, é um disco alterado, e se não existirem condições para o núcleo retornar ao seu lugar (e a dor é intensa e constante), a solução é operar, para aliviar esse nervo que está apertado.

Até aqui todos os médicos concordam que na *fase aguda de uma lombociatalgia irreversível*, em que todos os recursos clínicos fisioterápicos e medicamentos são usados e não se consegue debelar a dor, deve-se realizar uma radiografia especial (perimielografia) e indicar a cirurgia.

Contudo, a dúvida, se o paciente deverá ser operado ou não, surge quando se consegue "reduzir" essa "hérnia" e o paciente fica sem dores fortes, mas sente um certo adormecimento na barriga da perna, tem uma atrofia muscular, entre outros.

Um grupo de médicos diz que deve ser feita uma série de exames, como: eletromiografia e mielografia (perimielografia é outro nome para o mesmo tipo de radiografia), para depois indicar a operação.

Outro grupo de médicos diz que esses são, na maioria das vezes, inconclusivos, pois sempre deixam uma dúvida e protelam exageradamente uma providência cirúrgica sobre um nervo que, inclusive, pode sofrer uma lesão permanente por ficar *esmagado* por muito tempo.

Entretanto, muitos médicos que se caracterizavam pela grande facilidade com que indicavam a cirurgia da hérnia do disco, observaram dois fatos muito importantes:

1. em várias operações realizadas com todos os exames positivos, no ato cirúrgico foi constatada a ausência de tal "hérnia" que

comprimia o nervo, produzindo toda aquela sintomalogia. Muitos autores explicam esse fato afirmando que na realização da anestesia geral, no relaxamento muscular, o núcleo voltou à sua posição anterior;

2. grande número de pacientes submetidos a essa operação, depois de alguns anos, voltam a apresentar toda a sintomalogia anterior. Isso se explica pelo fato de que a pessoa operada volta a realizar *erradamente* todas as suas atividades com uma *postura* inadequada.

Assim, os médicos que intervinham com grande facilidade ante qualquer lombalgia mais rebelde, constataram que os pacientes continuavam a se queixar dos incômodos antigos e, em muitos casos, nem havia o que retirar. No entanto, de qualquer maneira, fica claro que existe um quadro agudo de lombalgia (principalmente em indivíduos até 45 anos), que surge após um esforço de levantar pesos, trocar pneus, lavar os dedos dos pés sem dobrar os joelhos ou em qualquer viagem longa. Essa afecção é rebelde ao tratamento com todos os meios conhecidos.

O paciente é submetido a uma *mielografia* (uma radiografia com contraste dentro da coluna, que dá a imagem da presença da hérnia – há uma falha de enchimento). Quando há possibilidade e para se garantir mais ainda, pode-se realizar uma *eletromiografia* (um exame elétrico dos músculos que permite verificar se os nervos que vão para a massa muscular estão alterados) para concluir se os nervos estão sendo "apertados" por uma hérnia em determinada altura.

MODO DE OPERAR – ORTOPEDISTAS E NEUROLOGISTAS

Essas duas especialidades operam diferentemente a hérnia de disco, apresentando, entretanto, resultados equivalentes a bons, médios e ruins.

Os *neurologistas* abrem o orifício de conjugação, liberam as aderências locais, retiram o disco que está lesado e, com isso, mexem o mínimo na coluna.

Os *ortopedistas* dizem que os discos, logo acima e logo abaixo, ficam mais sujeitos a uma discopatia. Eles fazem, na maioria das vezes, uma abertura maior – laminectomia –, tirando um pedaço do osso chamado lâmina, que liberta mais o nervo do orifício de conjugação. Curetam o disco que está lesado e colocam no local um enxerto ósseo (artródese) que retiram da crista ilíaca da bacia do próprio paciente.

Os neurologistas acreditam que esse enxerto faz um segmento da coluna ficar fixo, e isso, sim, é que seria a causa posterior de dores e lesões discais.

Nashold verificou nas Forças Armadas dos Estados Unidos, depois de vinte anos acompanhando doentes com esses problemas, que os dois métodos são equivalentes nos resultados bons e maus.

O problema não é o método dos ortopedistas ou dos neurologistas, e sim o fato da necessidade da operação, que não pode ser analisado *superficialmente*, no período da dor. Poucas são as pessoas que operam a úlcera de estômago no primeiro ataque de dor e a maioria dos médicos recomenda um período de *tratamento clínico bem feito*. Se o tratamento clínico for feito "mais ou menos" não é considerado e os médicos conscienciosos mandarão repeti-lo com rigor e, principalmente, obrigarão o paciente a mudar seus hábitos.

Já está comprovado que aqueles indivíduos ulcerosos que são operados sem esse preparo prévio, com modificações dos hábitos de vida e regime, dificilmente terão alívio completo após a operação, na remoção das dores e dos outros sintomas. Por isso, mesmo com "grandes deformações" na radiografia, não é motivo para não se tentar um tratamento clínico anterior, adequado e bem conduzido tanto pelo paciente como pelo médico. No caso da coluna, temos inúmeros exemplos de pessoas que não operaram e o problema foi resolvido com o tratamento conservador e temos inúmeros exemplos de intervenções cirúrgicas apressadas, sem resultados, e também não falta o enorme número de pacientes que se beneficiaram com a operação. Pessoalmente temos recomendado "contar até dez" para avaliar bem os riscos e as vantagens da operação nesses casos.

Há médicos, principalmente os reumatologistas, que condenam o emprego indiscriminado da mielografia feita com contraste iodado, porque causa uma irritação das terminações da medula, chamada aracnoidite, cujo tratamento é mais difícil que a dor da coluna em si. Felizmente, hoje já existe contraste aquoso, que é bem mais inócuo; porém, esse detalhe deve ser analisado na indicação desse tipo de radiologia.

NUCLEÓLISE

Dr. Smith, dos Estados Unidos, em 1957, começou a empregar um método diferente para tratar a hérnia de disco e discopatias muito rebeldes. Usou a injeção de papaína no próprio disco, sem operar. Essa injeção tem a finalidade de "digerir" o disco, produzindo uma fibrose local.

O emprego dessa substância no disco já tem uma grande experiência pelo mundo. Esse processo deu um resultado parcial no alívio das dores, além de custar mais caro que a própria cirurgia. Os planos de saúde no Brasil não têm liberado essa conduta, dando preferência para a cirurgia endoscópica da coluna. Há o perigo de o paciente ter uma alergia à papaína que, quando aplicada, pode dar uma reação grave. Esse método quase foi abandonado e substituído pela retirada da hérnia pela endoscopia.

TESTES ANTES DE OPERAR

Visitamos o Centro Ortopédico de Long Beach, na Califórnia, onde o Dr. Leon Wiltzer, ortopedista, emprega esse método – a nucleólise –, assim como a cirurgia; porém, só em candidatos aprovados pelo Departamento de Psicologia, onde a aplicação de vários testes (MMPI, Middlesex Questionnaire), com inúmeras perguntas, lhes permitem constatar se a pessoa está descarregando nas dores da coluna seus problemas de angústia, depressão, fobias, excitações, etc., para afastar todos aqueles casos que *não querem* melhorar das suas dores da coluna, porque lhes servem como uma "desculpa" para continuarem com sua pressão sobre as pessoas que os rodeiam.

Assim, só são submetidos à operação ou à nucleólise os pacientes que o cirurgião acha que não têm distúrbios psicológicos e que os testes assim confirmam. Com isso, esse centro tem obtido resultados acima da média.

Aquelas pessoas que mostram um índice de distúrbios psíquicos associados às dores de coluna são tratadas por uma dessensibilização de dor. Ficam internadas e são submetidas a um tratamento de identificação com o que é dor de coluna e suas reações, usando a técnica de *biofeedback*, relaxamento e reeducação postural.

A dor não é só uma experiência sensitiva, mas também é possível controlá-la pela vontade. Inclusive quem tem uma exagerada sensibilidade à dor pode ser corrigido, aumentando o limiar da dor. A modificação do comportamento dessas pessoas é feita por meio da persuasão psicológica, e em condições concretas de excitações elétricas. A investigação feita pela professora de Psicologia doutora Telma Lital, da Universidade de Tel Aviv, com 112 estudantes, demonstrou que é possível, por meio da "força de vontade", controlar a dor, não sentindo nada ou muito pouco na presença de um estímulo doloroso. Também verificou que é importante dar conselhos sobre como agir quando surge a dor (ver Capítulo 20).

RESUMO

1. *A hérnia de disco – causada pela saída do núcleo pulposo do interior do disco para a periferia, comprimindo o nervo espinhal – sempre é um fenômeno agudo.*

2. *Quando o paciente portador de uma hérnia de disco, apesar de ser assistido com todos os tratamentos, inclusive a tração, continua no hospital e a dor não diminui, deverá, pois, ser submetido a uma operação. Para sua segurança, deverá ser precedida pela mielografia e eletromiografia.*

3. *A hérnia de disco aguda, que causa a chamada lombociatalgia, às vezes é reduzida pelo tratamento instituído, cessando a dor. A dúvida sobre operar ou não é muito grande. No nosso entender de reumatologista, deve-se "contar até dez" antes de operar, isto é, fazer uma boa avaliação psicológica do paciente e dos dados clínicos que restarem, instituir uma reformulação dos hábitos de postura e meios de relaxamento muscular. Quando tudo isso for feito adequadamente e não houver melhora, então deve-se indicar a cirurgia.*

4. *Os procedimentos cirúrgicos do ortopedista e do neurologista se equivalem, pois interferem na própria estrutura da coluna. Ambos fazem a **laminectomia**; porém, só o ortopedista faz a **artródese** – enxerto ósseo. As estatísticas informam que mais que o tipo de procedimento cirúrgico, a habilidade e o cuidado é que realmente importam, se bem que, pessoalmente, tenha preferência pela artródese.*

5. *Àqueles não submetidos à operação, com dores, devem-se aplicar todos os critérios apontados no item 4 e verificar se não há simulação, desvios psicológicos e, a seguir, interná-los para aumentar o nível de sensibilidade contra dor.*

6. *Um aparelho de estimulação elétrica para dores tem trazido algum tipo de alívio para essas dores.*

17

Obesidade e a coluna

Apesar das inúmeras investigações realizadas em vários países e por diferentes pesquisadores, ainda não está perfeitamente determinado se a obesidade participa ou não no aparecimento das dores da coluna. Discute-se se o aumento do peso corporal teria uma influência exclusivamente mecânica, sobrecarregando as articulações e a coluna, ou se haveria um mecanismo de alteração mais geral sobre o funcionamento do organismo do indivíduo obeso.

Há duas correntes médicas de opinião sobre o assunto. Um grupo de pesquisadores afirma que, nos obesos, a sobrecarga corporal tem distribuição uniforme, com ossos mais largos e estrutura mais forte. Se for examinado um grande número de obesos, não se encontrará, entre eles, maior porcentagem de sofredores de dores nas costas do que na média da população em geral. Já foi comprovado que os obesos apresentam maiores problemas nos joelhos, e não na coluna. No entanto, vários outros investigadores são partidários da ideia de que a obesidade agride a coluna indiretamente, trazendo alterações nos hábitos posturais das pernas, dos joelhos e dos pés e, com isso, desequilibrando a coluna, causando desgastes maiores e o aparecimento da *discartrose* e das alterações já analisadas.

De início, em razão do grande volume das coxas, forçaria a separação dos joelhos, que ficariam curvados, o mesmo acontecendo com as pernas e os pés.

Como se pode ver na Figura 19, o aumento do peso causa um *desequilíbrio* da postura, em razão do aumento da barriga e do peso relativo da cabeça, que resulta em um aumento da curvatura da região cervical e lombar. Esse excesso de peso também diminui a curvatura da planta do pé, provocando o *pé chato* ou *plano*.

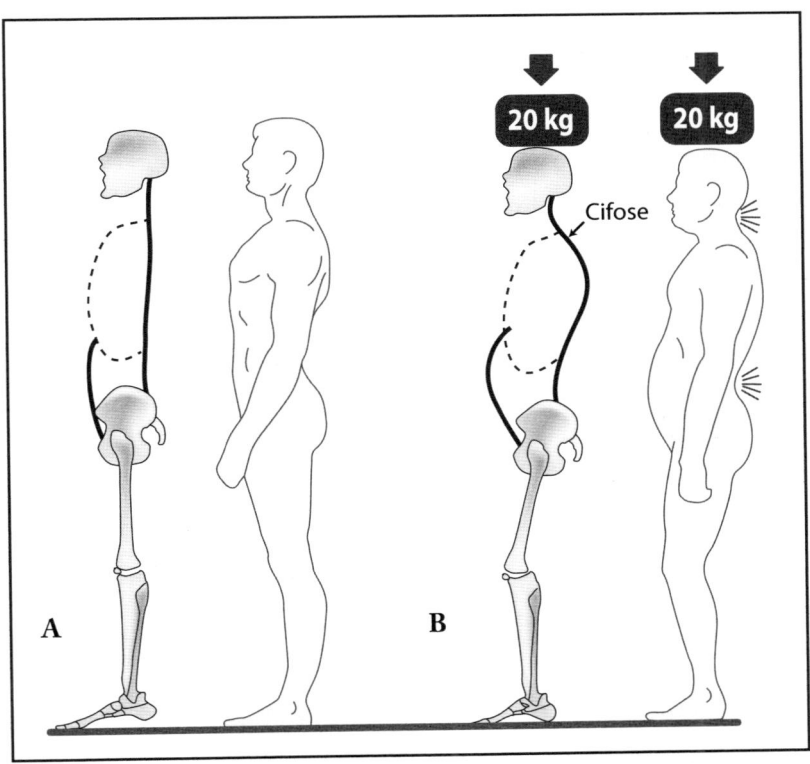

FIGURA 19 O aspecto corporal: (A) na juventude e (B) depois dos 40 anos. Os músculos abdominais afrouxam e com isso os músculos da região dorsal aumentam a lordose. O exercício de barriga dura visa a corrigir esse fato.

É conhecido o fato de que o aumento dessa curvatura da coluna, chamado de *lordose*, por si só, pode produzir estiramento das aponevroses, das fáscias, desalinhamento das facetas articulares que eventualmente trarão um provável desarranjo postural, modificando as forças do equilíbrio, que trarão como consequência maior *degeneração discal*. Como já vimos no Capítulo 3, existe uma postura dinâmica, resultante dos movimentos corporais, que uma vez iniciada essa degeneração, novas descompensações surgiriam, criando-se outras fontes de desarranjo em um verdadeiro ciclo vicioso. Na estrutura da coluna, essa degeneração discal resultaria em *discartrose* que, como já vimos, reduz o *orifício de conjugação*, agredindo o nervo e, com isso, resultando em dor na coluna (ver Capítulo 4).

O Prof. De Sèze, da França, admite que a obesidade agride o corpo humano de uma outra maneira indireta, por meio do aparecimento, depois dos 50 anos, de uma frouxidão geral dos tecidos. O sistema muscular e ligamentar fica hipotônico, ou seja, sem tonicidade, sem força, e os músculos do abdome ficam fracos, a barriga fica aumentada, surgindo hérnias e havendo inclusive o abaixamento dos órgãos genitais, com prolapso de útero, hemorroidas e varizes. Essa frouxidão ligamentar e dos músculos se refletem na coluna e existe um grande aumento das curvaturas apontadas na Figura 19, acentuando-se as lordoses; a cabeça, o pescoço e os ombros são projetados para a frente, aumentando a "corcunda" (cifose) dorsal, dando um aspecto grotesco e velho à figura humana. Essa postura, completamente inadequada, caracteriza-se por dores fortes na coluna, com irradiação para as pernas e, na radiografia, pode-se constatar que as vértebras saem do lugar, devido a essa frouxidão ligamentar, produzindo verdadeiros deslocamentos *listeses* (ver Capítulo 15). A esse conjunto de alterações, o Prof. De Sèze deu o nome de *síndrome trofoestática, de dolorimento vertebral, pós-menopáusica*.

O peso corporal para o brasileiro pode ser calculado em função da altura, de uma maneira bem simples. Mede-se a altura da pessoa:

para a altura de 1,72 m, por exemplo, o peso adequado será 72 (o número de centímetros) menos 10% (7,2). Então, 72 − 7,2 = 64,8. Logo, o peso ideal seria 64,8 quilos, arredondando-se para 65 quilos.

Em função da idade, pode-se calcular da seguinte forma: para pessoas com menos de 40 anos, calcula-se como fizemos anteriormente. Depois dos 40 anos, pode-se dispensar a retirada dos 10%. Assim, para uma jovem de 30 anos, 1,72 m de altura, o peso ideal seria de 65 quilos, e para seu pai de 57 anos com a mesma altura, tolera-se o peso de 72 quilos.

As pessoas com peso acima desse limite, evidentemente, têm que emagrecer. A única maneira de fazê-lo é não comer. A limitação de alimento deve se transformar em um hábito, para não emagrecer e engordar com regularidade. As dores e os fatores emocionais influem acentuadamente no aumento de peso. O interessante é que as pessoas com dores e psicologicamente tensas comem sem perceber e na consulta médica dizem: "Doutor, não sei por que sou tão gorda, pois não como nada!".

Os medicamentos para combater as dores geralmente aumentam muito o apetite (por essa razão, deve-se evitar a vitamina B12 em altas doses) ou retêm muito líquido (corticosteroides e outros antirreumáticos). As pessoas obesas devem aprender o "treinamento autógeno", para se permitirem um autocontrole alimentar. Os exercícios também podem ser empregados, desde que não agridam a coluna. O melhor exercício é *andar* ou *correr*, cada vez por maiores distâncias ou durante maior tempo. A *natação* é um valioso auxiliar. Em relação a ginástica e esportes, o Capítulo 21 trará maiores informações.

RESUMO

1. *Não está comprovado que a obesidade causa dores na coluna. Os "gordos" ou obesos felizes vivem tão bem sob o ponto de vista de dores na coluna, quanto as pessoas dentro de seu limite de peso.*

2. *A obesidade pode causar, indiretamente, alterações na estrutura da coluna e na frouxidão dos ligamentos e dos músculos do corpo.*

3. *O peso corporal, calculado na base da altura, não deve ultrapassar, depois dos 40 anos, o número de centímetros.*

4. *O que diminui o peso corporal é o autocontrole na alimentação, eliminação de medicamentos, tranquilidade e ausência de dores em geral.*

5. *Nos casos difíceis de perda de peso, sempre sob supervisão médica, podem-se usar os medicamentos para controle de apetite e exercícios físicos, que não agridam a coluna (andar e natação).*

18
Coluna e gravidez

Não existem dúvidas a respeito da associação entre "dor nas costas" e gravidez. Isso já se tornou tão corriqueiro que inúmeras mulheres incluem essas dores entre os fenômenos que ocorrem na gravidez.

A maioria dos médicos recebe a informação, na história clínica das pacientes, de que as dores tiveram início no período da primeira gravidez e foram se acentuando durante as outras; e no pós-parto.

É fácil entender que, na gravidez, as alterações posturais que o aumento do abdome causam sobre a coluna são acentuados, mas, para compreender melhor, vamos dividir em três etapas.

PRIMEIRO TRIMESTRE DE GRAVIDEZ

Antes que a barriga cresça e antes que o peso corporal aumente, a mulher grávida tem um período em que se sente muito cansada, ficando menos ativa e tendo uma necessidade de mais sono; é um período que coincide com as alterações hormonais internas. Os músculos ficam enfraquecidos e muito fatigados e, com isso, a estrutura mecânica das costas, em geral, fica alterada, ainda mais quando a mulher grávida é obrigada a desempenhar o papel de dona de casa ou trabalhar fora. Surgem dores relativamente intensas nas costas nesse período de adaptação.

SEGUNDO TRIMESTRE DE GRAVIDEZ

A protuberância abdominal se acentua porque o feto cresce e a grávida aumenta de peso. As forças da gravidade aumentam a ação sobre a barriga como se puxassem a barriga para baixo, e, para contrabalançar, a coluna aumenta a curvatura da região lombar (Figura 20). Resultam vários mecanismos no aparecimento das dores: a) músculos fracos e fatigados que devem fazer esforços maiores; b) a curvatura da coluna lombar que aumenta e isso, por si só, é dolorido; c) com o feto crescendo e a grávida aumentando de peso, os discos da região ficam mais apertados, e os orifícios de conjugação mais estreitados, o que agride os nervos, causando dor, tanto na coluna como nas pernas (que na grávida ficam mais complicados pelos problemas circulatórios existentes).

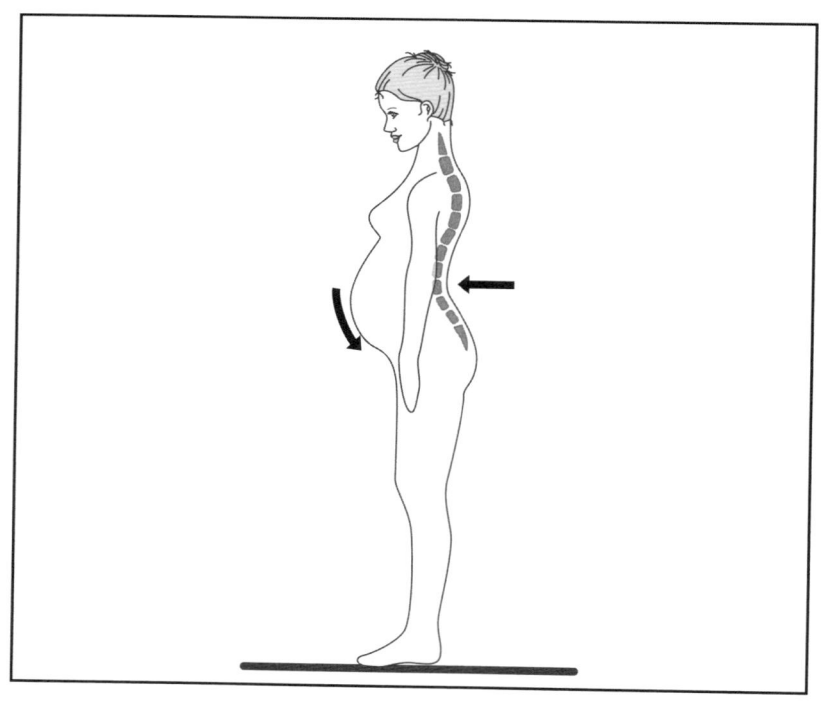

FIGURA 20 O aumento do volume abdominal "puxa" a barriga para baixo, o que resulta no aumento da curvatura lombar.

ÚLTIMO TRIMESTRE DE GRAVIDEZ

Ao se aproximar a hora do parto, o organismo segrega um hormônio, a *relaxina*, que tem a finalidade de afrouxar os ligamentos da pélvis (bacia), a fim de aumentá-la e dar oportunidade do feto poder passar na hora da expulsão. Esse hormônio também age sobre os outros ligamentos e assim com os da coluna lombar, permitindo uma menor agressão sobre os constituintes da região.

Entretanto, há casos de problemas obstétricos (útero encarcerado, retrovertido), ginecológicos (inflamações, fibromas, etc.) que complicam mais as dores nas costas, porque fazem o útero grávido comprimir as estruturas da bacia, além das próprias terminações nervosas locais.

Existe uma série de cuidados posturais para a mulher grávida que pode lhe facilitar de não agredir fisicamente a sua coluna, que são os já vistos anteriormente. É importante, também, evitar agressões psicológicas à coluna. O médico obstetra deverá avaliar caso por caso, mas, de um modo geral, os cuidados relacionados com a posição em pé (sapatos), com a posição sentada (bancos de carro, sofás fundos) e a posição de dormir (sempre de lado) somam-se aos cuidados de se abaixar para levantar peso, torcer o corpo ou estirar os braços.

CUIDADOS

Sob orientação do obstetra e acompanhada pelo especialista, a mulher grávida pode necessitar de um tratamento para a dor na coluna. Hoje já se sabe que toda a fisioterapia pode ser feita, com cuidado (onda curta, tração, ultrassom), sem sofrimento para o feto, inclusive, quando necessário, até a infiltração com xilocaína e cortisona.

O uso de cintas adequadas para ajudar a suportar o abdome também são empregadas com bons resultados e sem afetar o bebê. No entanto, já se sabe que o melhor meio de prevenir é fazer ginástica, mesmo grávida, e os obstetras já indicam para suas pacientes. Geralmente, a grávida é jovem e suporta bem os exercícios suaves, sob a orientação médica. *(Atenção: os exercícios ensinados no fim do livro não são adequados para a gravidez.)*

APÓS O PARTO, MAIS CUIDADO

No puerpério, ou seja, no período logo após o parto (na "dieta"), deve-se evitar dobrar o corpo, para trocar o bebê ou para lhe dar banho. Deve-se colocar uma tábua nas grades do berço ou usar uma cômoda alta para fazer as trocas e a higiene do bebê. Quando houver dificuldades de se obter essa altura, deve-se ajoelhar para ficar em uma posição mais adequada para executar essas tarefas. *O importante é não dobrar as costas.*

Nesse período após o parto, os hormônios ainda não estão regulados e há uma certa frouxidão ligamentar que pode facilitar o aparecimento de dores na coluna. Devem-se evitar saltos altos, usar cinta adequada, fazer ginástica, emagrecer e cuidar para não agredir a coluna.

RESUMO

1. *A gravidez causa uma sobrecarga acentuada à coluna da mulher, principalmente se engordar muito e se o feto for grande.*

2. *Se a mulher trabalhar durante a gravidez, em casa, na fábrica ou no escritório, a sobrecarga é maior.*

3. *Os cuidados posturais são mais acentuados durante a gravidez, pois, por razões biológicas, a coluna não está nas condições ideais de funcionamento.*

4. *Se a grávida tiver dor nas costas, é preciso tratar. Durante a gestação quase todos os tratamentos médicos e fisioterápicos são passíveis de serem realizados.*

5. *A ginástica durante e após o parto é muito importante para prevenir futuros problemas de dores nas costas.*

6. *No pós-parto, o puerpério, é importante cuidar-se para não dobrar muito o corpo quando for trocar o bebê para não produzir uma dor aguda na coluna.*

19

As várias causas de "dores nas costas"

É muito importante, ao término deste livro, informar que existem inúmeras outras alterações que acometem a coluna, produzindo dores nas costas e no pescoço que não são corrigíveis pela postura e são casos médicos complexos que deverão ser orientados de início por um clínico geral e depois por um especialista.

Mais de 90% dessas dores são problemas relacionados com a coluna vertebral, dizendo respeito ao orifício de conjugação e à musculatura; porém, 10% são doenças variadas, de que não trataremos aqui senão resumidamente.

1. Nas *doenças próprias da coluna* devem ser sempre lembradas, nas pessoas idosas, as formações tumorais e a *infecciosa*. Nos tumores próprios da coluna óssea, o *mieloma* é o mais temido, causando uma disseminação frequente. A coluna vertebral é o local mais comum das metástases de outros tumores, principalmente carcinomas, de outros órgãos (próstata, seio, pulmões, estômago, útero, etc.). Das infecções, a mais frequente é a tuberculose, que é a causa do mal de Pott. A osteomielite é a mais rara. Todas

essas alterações, tumores e infecções produzem um *desabamento* da vértebra, ou seja, a estrutura óssea é corroída e não aguenta o peso do corpo, causando um *amassamento* da vértebra. Com isso, o nervo local fica apertado e é necessário o uso de um *colete especial* para aguentar o corpo nessa posição e, em muitos casos, até uma cirurgia para aliviar a dor.

2. As *doenças reumáticas da coluna* são raras e atacam especialmente as articulações de encaixe de uma vértebra na outra, produzindo uma verdadeira *artrite*.

A *artrite reumatoide*, que é a forma de reumatismo que acomete todas as articulações, causando inclusive deformidade, pode também atingir a coluna, principalmente a região cervical. O seu diagnóstico e tratamento estão intimamente relacionados com o da doença em geral que acometeu o paciente.

Existe, porém, um número muito reduzido de pessoas que são acometidas por *artrite reumatoide*, exclusivamente na região cervical, que tem algumas características próprias e só um especialista poderá descobrir.

A outra espécie de reumatismo que pode acometer a coluna se chama *espondilite anquilosante*. Não é muito frequente e acomete mais o homem do que a mulher, em uma proporção de 10:1. Os sintomas podem iniciar-se logo aos 20 anos e continuar por muitos anos, produzindo, quando não tratado adequadamente, uma rigidez imóvel da coluna, que fica dura. Essa afecção é facilmente reconhecida nos adultos, quer pelo exame clínico, quer pela radiografia. No entanto, nos jovens, no início, apresentam um quadro clínico pouco nítido e as radiografias da região sacroilíaca ficam alteradas.

O tratamento deve ser contínuo, sob o ponto de vista de medicação, de exercícios de fortalecimento (nesse caso, não bastam os exercícios apontados neste livro) e, principalmente, o de postura correta a que demos tanta ênfase. Em casos extremos, de rigidez com curvatura muito acentuada, pode-se, inclusive, indicar uma cirurgia.

Uma doença de pele chamada *psoríase*, de origem multigênica, mas com grande componente psicológico, costuma dar uma espondilite que também inicia nas articulações sacroilíacas.

3. Alterações internas de *medula nervosa* provocadas por vários tumores que, além de dor, produzem sinais neurológicos nítidos, como alteração de reflexos, paralisias, etc., que indicam ao paciente a necessidade de procurar um neurologista.

4. *Outros órgãos, principalmente os rins,* são relacionados com as dores na coluna vertebral, causando a conhecida "dor nos rins" dos leigos. Talvez isso seja uma associação com a dor da "cólica renal", que, em geral, pode ser facilmente confundida por uma dor na coluna. A diferença é que é aguda, em forma de cólica, com alterações na bexiga, produzindo dor e irritação ao urinar, e a dor se irradia no homem para os testículos e na mulher, principalmente, na parte anterior do abdome. Em casos muito especiais, e no início dos sintomas, ambas as alterações – a da lombalgia e a da cólica renal – podem ser confundidas.

As outras doenças renais não causam dores possíveis de se confundir com problemas da coluna. As doenças renais sempre vêm acompanhadas de inchaços (edemas) das pernas, aumento de pressão arterial e alterações no exame de urina. No início, os problemas prostáticos podem produzir lombalgias nos homens.

5. As mulheres com distúrbios causados pela gravidez e pela posição inadequada no trabalho pagam um pesado tributo às "dores nas costas", inclusive por influência das alterações do *aparelho genital*.

Os distúrbios hormonais da pré-menstruação e da menopausa já foram analisados anteriormente, mas é sabido que muitas mulheres sentem suas dores por ocasião das menstruações.

A *osteoporose* das vértebras causada na época da menopausa já foi vista anteriormente. Também fizemos referências acentuadas sobre distúrbios musculares na coluna, causados pelos distúrbios da esfera sexual (frigidez, desejos sexuais reprimidos, etc.). O útero, quando está virado para trás ou aumentado por fibroma, pode causar dores por compressão. Inflamações ovarianas, anexites e cervicites acompanhadas de corrimento podem causar dores nas costas. Em todos esses casos é necessário consultar um ginecologista para uma orientação adequada.

6. O *aparelho digestivo* pode trazer inúmeras dores que se manifestam nas costas. Sabe-se que a vesícula biliar causa uma dor na altura do omoplata, a úlcera *gastroduodenal* produz um dolorimento nas costas nas épocas de agudização e se surge uma *pancreatite* é típica a "dor de faixa" um pouco acima da cintura. Os distúrbios intestinais de disenteria e, principalmente, os de prisão de ventre podem causar dolorimentos atrás, nas costas.

7. Inúmeras vezes, *dores no tórax causadas por um problema pulmonar* foram tratadas como se fossem relacionadas com a coluna. Pneumonias, pequenos derrames, tuberculose e outras alterações são, às vezes, confundidos com dores na coluna, principalmente quando não há tosse ou secreção.

8. É frequente pacientes portadores de *distúrbios da coluna cervical*, com dor relacionada ao esforço de levantar peso, terem dores pré-cordiais e com irradiação para o braço e serem tratados como portadores de *angina do peito*. Os cardiologistas, diante de tais quadros, fazem o eletrocardiograma e, se não constatam distúrbios coronarianos, pedem uma radiografia da região cervical. Esse engano não tem importância, pois é preferível pecar por excesso e realmente cuidar de não se confundir e tratar um cardíaco como se fosse um caso de coluna, uma vez que poderia trazer graves problemas de prognóstico. Em qualquer dúvida, deve-se consultar o cardiologista para afastar problemas de coluna e das coronárias.

9. As *dores de cabeça*, já nos referimos, são distúrbios complexos e devem ser amplamente revistos todos os constituintes do *rosto* e *face*, sinusites, amigdalites, dentes, olhos, ouvidos (labirinto), pressão alta, etc., bem como estar sempre atento para os problemas de coluna.

    Para concluir que as dores da coluna vertebral estão realmente limitadas àqueles problemas apontados aqui, em relação ao orifício de conjugação e à musculatura, devem ser excluídas todas essas causas orgânicas apontadas.

    Já vimos que também existe o problema inverso, ou seja, quais são distúrbios dos órgãos internos quando os nervos espinhais são comprimidos e também são apertados os ramos simpáticos e parassimpáticos? É uma indagação ainda em estudos.

10. Distúrbios das glândulas chamadas paratireoides podem causar uma espécie de *osteoporose acentuada*. A *doença de Paget* provoca condensação nas vértebras.

11. Inúmeras outras alterações infecciosas e de outras origens não são aqui referidas para não alongar este capítulo com raridades médicas.

RESUMO

1. *Em 10% dos casos de dores nas costas, existe uma enorme variedade de doenças internas que podem causar dores e que o exame procura sistematicamente excluir.*

2. *Das doenças da coluna, a mais grave é o mieloma e outros tumores metastáticos. A tuberculose e a osteomielite também devem ser lembradas. Devem-se também lembrar os tumores da medula nervosa.*

3. *A espondilite anquilosante é uma espécie de reumatismo exclusivo da coluna que afeta os homens; começa na juventude e pode resultar em uma rigidez da coluna.*

4. *Os rins dificilmente doem e têm sintomas próprios que diferenciam das dores da coluna.*

5. *Os distúrbios do aparelho genital causam, principalmente na mulher, vários tipos de dores na coluna.*

6. *O aparelho digestivo, por ser muito complexo e amplo, pode causar, nas diversas doenças dos seus componentes, várias dores que se confundem com as dos problemas de coluna.*

7. *As afecções cardiopulmonares têm dores mais típicas; mesmo assim, podem ser confundidas com as algias da coluna.*

20

Orientação geral do tratamento

É evidente que este capítulo não pretende oferecer uma fórmula mágica para o tratamento da dor de coluna, que traz tantos incômodos, além de obrigar a um afastamento do trabalho.

Aqui vamos fazer referência à maioria dos meios empregados para melhorar as dores da coluna pelos médicos de diversas especialidades. No entanto, acreditamos que a pessoa que tem problemas de dores na região cervical e na região dorsal devem procurar seguir o seguinte esquema de tratamento geral:

1. Fazer uma revisão dos problemas psíquicos, sexuais e afetivos, conscientemente, e verificar se não está usando a coluna como "válvula de escape". Essa análise, que acaba provocando conhecimento próprio, está descrita mais detalhadamente no Capítulo 6. Lembro-me de uma cliente advogada, muito elegante, a quem, depois do diagnóstico radiológico de uma discopatia, apresentei o dilema acima. Respondeu-me: "Então, doutor, primeiro preciso acertar o relacionamento com meu marido para depois tratar da minha coluna?".

É quase isso mesmo. Há conflitos psicoafetivos que impedem uma melhora total. Quando esses conflitos são de resolução difícil, demorada ou mesmo impossível, a pessoa precisa se convencer de que periodicamente terá problemas de "dores nas costas". O retorno da sintomatologia clínica é proporcional ao agravamento do estado psicoafetivo. E já vimos que isso é relacionado ao problema de *tensão muscular*, que agrava o estado de uma *discopatia* já estabelecida.

2. O repouso muscular obtido na posição deitada em decúbito dorsal (barriga para cima), completado com um "desarmamento" psíquico, originando então um estado de relaxamento músculo--psicológico, é o melhor tratamento para as "dores" da coluna cervical e lombar.

   Esse repouso realizado adequadamente durante algumas horas pode resolver cerca de 70 a 80% dos casos, mesmo sem se tomar qualquer medicamento ou com auxílio de um tranquilizante, como já vimos anteriormente.

   O aprendizado de um método de "autocontrole", como treinamento autógeno, ioga, meditação, *mind control*, é de maior eficiência.

3. Para começar o tratamento, deve-se identificar a dor. Se é, de início, aguda, intensa, posterior a um grande esforço ou do tipo crônico, irritante, de pequenas "pontadas" ou "formigamentos".

   É evidente que, em se tratando do primeiro caso, além do repouso absoluto com relaxamento muscular e psíquico durante *vários dias*, é necessário o emprego de medicamentos. No entanto, o que se nota é que essas substâncias não funcionam adequadamente se não forem acompanhadas de *repouso*.

   A maioria dos portadores de problemas de coluna não se convencem de que o *repouso é fundamental*, sem o que haverá o emprego de uma sucessão de medicamentos sem resultado algum. Nunca me esqueço de um industrial que tinha uma fábrica de calçados. Veio com uma intensa dor ciática e lhe recomendei repouso. Então ele me disse: "Mas, doutor, logo hoje que é dia do pagamento na fábrica?".

Na semana seguinte, depois de percorrer vários "massagistas", "ortopedistas" e "especialistas", precisou ser internado com dores intensas, sedadas apenas com morfina, até que foi submetido a uma operação da hérnia de disco. Talvez, se tivesse adotado o repouso desde o início, teria evitado a cirurgia.

Quando as dores são de pequena intensidade, suportáveis, com pontadas, há necessidade de se instituir um tratamento fisioterápico, com ou sem medicamentos. E o *relaxamento* continua sendo importante, mesmo que seja durante meia hora por dia, antes do almoço ou do jantar. Outro dado fundamental é fazer uma revisão do *comportamento postural*. Ver a cadeira e a mesa de trabalho. O tipo de poltrona em que assiste à televisão, o colchão, os sapatos, como anda, como se veste, como dorme, como se senta, como dirige o carro, como arruma a casa, tudo isso é importante.

ETAPAS DO TRATAMENTO

Repouso

A duração do repouso depende da intensidade da dor e é o médico quem deverá determiná-la.

As condições para um repouso "relaxante" (como tipo de cama, de colchão, de travesseiro e posição adequada para dormir) já foram descritas no Capítulo 13.

O repouso absoluto só é recomendado nos períodos muito dolorosos.

Sedação

Dormir é muito importante para quem está com dores na coluna. Por essa razão, deve-se procurar uma sedação medicamentosa. As pessoas que estão acostumadas com os calmantes antidistônicos fracos devem apelar para uma medicação mais forte, inclusive barbitúricos.

Se for possível e à custa da sedação, deve-se dormir, mesmo que por pouco tempo, na incômoda posição de barriga para cima.

MEDICAMENTOS

Relaxantes musculares

Teoricamente seriam remédios ideais, proporcionando o que certas pessoas não conseguem realizar – o relaxamento muscular. No entanto, na realidade, os relaxantes musculares verdadeiros são muito perigosos e só são usados sob controle pelos anestesistas. Os chamados "relaxantes musculares" que existem à venda são muito fracos e são meros colaboradores de uma sedação analgésica.

Analgésicos

São medicamentos que têm a finalidade de sedar a dor. Há muitas variedades. A sua principal característica é que também são anti-inflamatórios ou antirreumáticos, conforme vem prescrito na bula. A *Aspirina*® é um medicamento de extrema utilidade que deve ser usada com cautela pelas pessoas idosas, devido ao perigo de hemorragias digestivas. Os derivados de *butazona* são de grande eficiência; porém, têm também os inconvenientes de causarem gastrite, problemas hemorrágicos e, com frequência, reações alérgicas. Os derivados da *indometacina neproken* e *feutiazac* são outro grande grupo de substâncias analgésicas e anti-inflamatórias.

Hoje existe um grupo muito grande de medicamentos nessa área que atuam com um pouco mais, um pouco menos, de eficiência que os apontados e com as mesmas reações de intolerância gástrica, às vezes com tonturas, alergias, etc.

Corticosteroides (corticoides)

Dentro desse grupo de substâncias analgésicas e anti-inflamatórias, há um abuso de cortisona ou dos *corticosteroides*. São medicamentos que têm efeitos muitas vezes espetaculares quando manejados por médicos, mas que devem ser de uso limitado, principalmente pelas pessoas idosas, em razão da intensa osteoporose que causam e pelo inchaço que poderão produzir (rosto de "lua cheia"). Pioram os diabéticos.

Vitamina B12 em altas doses

É uma medicação controvertida. Deve ser controlada, pois há médicos que não acreditam no seu efeito analgésico, a não ser em casos determinados de neurite pela intoxicação alcoólica ou no caso do diabético. Há casos de dores na coluna que responderam com eficiência. A conduta mais correta é usar o medicamento; porém, em baixas dosagens – uma ou duas ampolas –, procurando outro medicamento se nesse espaço de tempo não produziu efeito. A vitamina B12 tem o grave inconveniente de produzir uma melhoria do apetite, causando o aumento da obesidade que, como já vimos, traz outros problemas.

FISIOTERAPIA

Há, fundamentalmente, três processos fisioterápicos para se aplicar nos problemas das dores nas costas:
1. calor local;
2. tração; e
3. massagens.

Calor local

O calor que se aplica na musculatura das costas tem o efeito relaxante, descontraturante. Pode ser *superficial*, como o fornecido pelo Forno de Bier, pela lâmpada infravermelha, pela bolsa de água quente ou pelo banho de imersão. Esses processos produzem um calor superficial porque a pele absorve praticamente todo o calor, depois transmite parte desse calor aos músculos. Há processos em que o calor é mais *profundo*, atravessa a pele e vai mais diretamente ao músculo. É obtido pela *diatermia* ou *ondas curtas*. O ultrassom é um outro processo de relaxamento muscular profundo.

Tração

Já vimos que, em um processo doloroso de coluna, o nervo está apertado no orifício de conjugação, necessitando, pois, ser liberado. Para isso, emprega-se a *tração* – que consta da aplicação de uma força em um segmento e outra força contrária em outro segmento. Deve-se afirmar que nunca a ação de abertura é só em um disco, e sim na coluna toda (mas se atinge também o disco que se pretende).

A tração deve ser feita após a aplicação do calor porque esse já causa um amolecimento no músculo, deixando-o menos contraído.

- *Tração cervical*: aplica-se no queixo, sendo que o peso é o do corpo todo. Deve-se cuidar para não causar um desmaio ou tontura nas pessoas muito obesas.

- *Tração lombar*: o ideal seria puxar pela cintura, mas como não se consegue fazê-lo, usa-se tracionar pelos braços, tendo o restante do corpo como contrapeso.

- *Tração contínua*: é aquela que se instala no paciente acamado, geralmente no hospital. Coloca-se uma espécie de "colete" na cintura e, como na posição adequada quanto à angulação, colocam-se pesos controláveis nas pernas da cama. Esse tipo de tração é usado quando se suspeita de "hérnia de disco", em uma tentativa de evitar a operação. A pessoa fica com esse tipo de tração durante 24 horas, por vários dias.

- *Tração descontínua*: é realizada por um período curto – geralmente de 20 a 30 minutos –, em uma série de dez vezes, que podem ser repetidas, se necessário.

- *Tração de parede*: para realizar a tração cervical, há locais em que se usa uma espécie de "forca". A pessoa fica sentada e por meio de uma haste, o paciente é suspenso por 2 a 3 minutos. Esse tipo de tração é muito eficiente em alguns casos e quando realizado por médico experiente. Em mãos de leigos, esse tipo de tração é muito perigoso porque resulta em tração com força muito intensa, podendo causar desmaios, tonturas, distensões e, inclusive, há casos descritos na literatura médica de morte súbita.

Nos tipos de tração por parede, existe a tração elétrica, que se aplica automaticamente, com intervalos de tempo e intensidade de força aplicada, regulada por um mecanismo de controle. Há, alternadamente, períodos de tração e não tração no pescoço, permitindo, teoricamente, uma acomodação dos músculos e discos com maior eficiência. Na prática, nota-se pouca diferença em relação ao outro tipo.

- *Tração de mesa*: pode-se fazer uma tração cervical ou lombar em uma mesa com dispositivos especiais, que permita também um aumento da angulação do paciente. É mais suave, pois o peso do corpo não se aplica totalmente, como contrapeso, e o paciente suporta de 15 a 20 minutos de tração contínua, sem apresentar qualquer queixa significativa.

- *Medo da tração*: nota-se que as pessoas que iniciam o tratamento de dores na coluna cervical, pelo método da tração, apresentam um certo receio, principalmente quando é realizada pela forma de parede ou elétrica. Sugere-se, nesses casos, que os tratamentos sejam iniciados pela tração de mesa e a aplicação de um sedativo suave.

- *Tração com rotação da cabeça*: muitas vezes, nas trações cervicais de parede e de mesa, realiza-se uma torção da cabeça para a direita e para a esquerda ao final da tração. Essa rotação tem, teoricamente, a finalidade de libertar as aderências fibrosas que, eventualmente, tenham se formado. Essa prática, muito eficiente nas pessoas mais jovens no início do tratamento fisioterápico, é muito perigosa nas pessoas mais idosas ou com alterações do tipo escoliose cervical. Por isso, só podem ser realizadas por indicação médica, pelo próprio médico, e depois de um exame de radiografia, pois, caso contrário, essa rotação poderá causar mais danos do que benefícios reais.

- *Eficiência da tração*: o emprego das trações é matéria controvertida para um pequeno número de médicos de várias especialidades. Argumentam que esse tipo de força, aplicado em um segmento do corpo tão espesso como o tronco e o quadril, se dilui e dificilmente atinge o objetivo almejado – o aumento do orifício de conjugação –, liberando o nervo comprimido. Pessoalmente, pela prática diária, observa-se que a tração é um dos bons meios de tratamento das dores da coluna, desde que bem indicada e corretamente aplicada. Há casos em que, realmente, o seu emprego é de eficiência limitada; porém, isso não invalida essa prática.

Massagem

Conhecida desde a antiguidade como um meio de relaxamento muscular, a massagem é um dos elementos importantes do tratamento das dores da coluna, porque age diretamente sobre o músculo.

A massagem do tipo alisamento e do tipo amassamento, como o próprio nome especifica, são meios auxiliares; porém, de menor eficiência.

A mais adequada é a chamada *massagem reflexa* ou *do subcutâneo*, originária da escola alemã. Tem a finalidade de tirar as aderências aponevróticas das diversas camadas musculares (é o que já vimos anteriormente com o nome de *fibrosite*), que impedem o deslizamento das estruturas. O fisioterapeuta levanta a pele sob forma de pregas e vai deslizando. Encontra então certas regiões de aderências mais firmes onde pode trabalhar melhor. Esses locais são logo acima da asa do omoplata (escápula) e à altura da parte superior do osso ilíaco. Encontram-se aí nódulos duros, muito doloridos ao toque, e que, com sucessivas manobras adequadas e em várias seções, podem apresentar uma boa melhora.

É uma massagem de início doloroso. Parece, como dizem os pacientes, uma "faca que está descascando", por isso emprega-se, de início, o calor, a tração, a massagem por deslizamento e, por fim, a massagem reflexa. Tem esse último nome porque alguns médicos acreditam que a própria dor da massagem poderia causar um alívio. Seria como se uma dor (a da massagem) anulasse outra dor (a da coluna). Isso talvez seja correto, pois os médicos americanos, em dores intensas de grande componente psicossomático sem expressão radiológica, injetam soluções de água com sal no subcutâneo da região lombar, produzindo grande dor e que, por reflexo, acaba anulando a dor primitiva da lombalgia.

Talvez isso seja também parte do princípio da explicação do efeito das injeções doloridas de B12 em altas doses, e também da acupuntura.

É chamada também massagem do subcutâneo porque é feita aos "beliscões", tentando separar a camada gordurosa debaixo da pele (subcutânea) das camadas musculares adjacentes.

Manipulações sem anestesia

Existem muitos curiosos com grande habilidade manual e que, empiricamente, fazem uma série de manobras que podem trazer um benefício imediato ou trazer grave dano à coluna. A manipulação da coluna são manobras que, teoricamente, teriam ação: nas articulações, alinhando-as; nas aderências fibrosas (fibrosite), liberando-as; e, eventualmente, na retração do núcleo pulposo do disco, fazendo-o voltar à sua posição normal.

O paciente sente um *crepitar* e estalar de ossos ao que se segue uma melhora real da dor, atestando que o método é valioso em muitos casos. É dito que a coluna foi para o lugar. As pessoas do interior do país dizem que era "espinhela caída".

Essas manobras empíricas, sem muita comprovação científica, porém de notória eficiência para o paciente, foram codificadas pelo médico inglês James Cyriax e divulgadas em nosso meio pela fisioterapeuta Editha L. Hearn.

Antes, porém, de realizar essas manobras complexas, é necessário examinar a radiografia do paciente para verificar se existe uma escoliose que pode ser agravada com essas torções e rotações. Há casos de extrema osteoporose que podem causar fratura da vértebra, e mesmo processos de discopatia crônica, que o organismo já calcificou e acomodou, podem ser rompidos e desfeitos.

Como os médicos que entendem das radiografias se negam, na sua maioria, a realizar esses atos, passam a tarefa para os "massagistas" que, afinal, na maior parte são leigos; porém, com muita habilidade manual. Esses, por sua vez, depois de verem realmente o benefício que podem trazer a essa enorme multidão de pessoas, começam, independentemente, a fazer essas manipulações em indivíduos que vão procurá-los sem passar antes por uma consulta médica nem realizar a radiografia de controle. E os pacientes também, por sua vez, preferem procurá-los diretamente, pois é bem mais barato. Esse mesmo fenômeno ocorre com as pessoas que vão pedir medicamentos diretamente ao farmacêutico, em vez de irem ao médico.

Há "massagistas" que, libertos de fiscalização, montam os chamados "gabinetes de coluna" e fazem uma série de manobras de repercussões graves na futura evolução da artrose. Mais grave ainda são os leigos que têm técnicas especiais de levantar os pacientes por trás (pelas costas sobre as costas do próprio "massagista") e dão um safanão de surpresa, produzindo o crepitar. Outros mais fracos empregam o joelho, apertando a região dolorida.

- *Eficiência das manipulações*: temos realizado pessoalmente essas manipulações no consultório em casos selecionados e temos visto que, realmente, há uma melhora e, em certos casos, espetaculares até. Temos observado que as manipulações (um misto de massagem, rotação, torção) têm dado maiores resultados nos pacientes na fase aguda ou naqueles que estão padecendo há pouco tempo das "dores de coluna". Nos crônicos, a eficiência é menor. Observamos que os pacientes obesos, muito tensos ou muito nervosos, opõem uma resistência muscular aumentada, dificultando as manobras. Atualmente, procuramos fazer as manipulações de vértebra em vértebra, já de técnica aceita, precedidas de calor local, tração, massagem reflexa, com resultados muito animadores.

Manipulação sob anestesia

Alguns ortopedistas aplicam a manipulação com uma anestesia intradural (é uma anestesia na coluna – raquianestesia). A anestesia tem a finalidade de vencer a resistência muscular que está tensa e dolorida, o que impede as manobras de manipulação (por isso, os pacientes devem ser apanhados de surpresa pelas manobras esdrúxulas, porque senão a resistência muscular impede a eficiência da manipulação).

A manipulação sob anestesia empregada em uma etapa anterior à cirurgia da hérnia de disco está cada vez sendo menos usada, pois é uma arma de dois gumes. Pode ocorrer que a hérnia se recolha à sua posição primitiva, mas também pode ser que a hérnia seccione o nervo, causando uma paraplegia que só se perceberá depois que o efeito da anestesia tiver passado.

Além disso, há um relaxamento muscular completo no período da anestesia, ficando o médico sem saber a intensidade de força a ser aplicada nas manobras, pois não encontra nenhuma resistência e nem o paciente acusa dor – que é o mecanismo de controle – quando a manipulação é feita sem anestesia.

INFILTRAÇÕES

Outro tipo de tratamento que tem resultado muito eficiente são as injeções paravertebrais, profundas, aplicadas, teoricamente, na saída do nervo espinhal, no orifício de conjugação.

Alguns médicos aplicam várias injeções de novocaína, xilocaína ou derivados que têm a finalidade de permitir uma espécie de anestesia local. Outros, entretanto, acreditam que a novocaína teria poderes específicos, baseados na escola da Dra. Aslan. A maioria, entretanto, faz essas infiltrações associando injeções de corticosteroides, que teriam uma ação anti-inflamatória local, reduzindo assim a espessura das camadas de tecido que envolvem o nervo comprimido no orifício de conjugação.

Aproveitamos as infiltrações e aplicamo-las em inúmeras ocasiões naqueles pontos doloridos (chamados pelos americanos de *trigger-points*) que encontramos na realização da massagem reflexa e notamos que aumenta muito a eficiência desse método terapêutico. Em casos de dores agudas, as infiltrações com corticosteroides têm apresentado resultados espetaculares.

Um tipo de infiltração que tem sido deixado de lado é a aplicação do corticosteroide dentro do canal raquidiano, como se fosse uma raquianestesia. Nos casos de dores de coluna originárias por metástases ou tumores, emprega-se a anestesia epidural contínua, em que o anestesista deixa um cateter de plástico colocado dentro do canal raquidiano – em uma parte especial, chamada epidural –, e periodicamente injeta uma quantidade de anestésico que permite aliviar as dores do paciente, sem causar uma verdadeira anestesia. Evidentemente, esse é um tipo de tratamento aplicado em casos excepcionais, e não rotineiros, e sempre no ambiente hospitalar.

COLETES

Apesar dessa variedade enorme de tratamentos, existem casos que são realmente difíceis, principalmente se o indivíduo não faz uma revisão de seus problemas posturais e do fortalecimento dos músculos abdominais. São pessoas, na maioria das vezes, idosas ou deprimidas demais, em que as modificações posturais são difíceis, e os exercícios, irrealizáveis.

Quem tem pouca força de vontade para enfrentar um programa de modificações posturais, necessita de um apoio, uma espécie de muleta para realizar essa tarefa. Por isso é receitado o colete. Ele impede a realização de atos agressivos à coluna, pois lembra constantemente ao paciente a impossibilidade de executar algum movimento mais brusco ou carregar algum peso ou deitar inadequadamente.

Com exceção do colete de Milwaukee, que tem indicação precisa para os jovens com escoliose, o colete tradicional deve ser evitado, pois causa uma atrofia muscular e não permite ao paciente se reeducar para não sentir mais dores.

Tipos de colete

Pode ser cervical – também chamado de colar Schantz – ou dorsolombar, com inúmeras variantes que os fabricantes empregam, entretanto, de preferência, de boa altura nas costas e com apoio na bacia, para poder desempenhar a sua função.

Há coletes com variantes que são indicações médicas, com detalhes que não cabe aqui especificar.

Função do colete

A finalidade fundamental é que o colete coloque tanto a coluna cervical como a lombar em uma postura adequada, para aliviar a dor. É nessa posição correta, entretanto, que o paciente deve executar os seus afazeres diários.

O colete lembra a todo instante que os movimentos devem ser realizados levando em conta os problemas de postura, pois o indivíduo não poderá dobrar o pescoço nem as costas quando o estiver usando, além de ter que cuidar para não torcer o tronco ou pescoço, procurar sentar-se corretamente, observando todos os detalhes analisados para andar, deitar e trabalhar de maneira adequada.

Outra função do colete lombossacro é dar uma proteção maior aos músculos abdominais, colocando as vísceras em sua posição primitiva e, com isso, na maioria das vezes, reduzindo a lordose óssea, permitindo um equilíbrio mais adequado ao eixo da coluna e dando maior proteção ao disco lombar dessa região – quase sempre danificado e sofrendo uma grande pressão.

A terceira função do colete seria exercer uma tração do tipo contínua. O colar cervical tem um cursor para calibrar e obrigar o pescoço a ficar constantemente esticado (apoiado na cabeça e sobre os ombros), como se estivesse em uma verdadeira tração. Tem a vantagem de permitir que o paciente desempenhe suas funções normais. Essa tração é menos nítida na coluna lombar, mas é muito evidente no colete de Milwaukee, na escoliose.

Uso do colete (não estão incluídos aqui os casos de escoliose)

O colete e o colar devem ser usados descontinuamente para não atrofiar mais a vontade do paciente de colaborar para quebrar esse ciclo vicioso: ter posturas erradas que causam dores e, por isso, adotar posturas incorretas.

Sempre que for possível, não dormir com os coletes. Depois, tirá-los nos períodos de menor movimentação – uma hora à tarde –, ir aumentando essas horas progressivamente, até suspender o seu uso, passando a ter posturas adequadas por correção.

Muitos portadores de problemas na coluna, bastante realistas, usam o colete quando têm que executar, dentro de sua profissão ou afazeres, tarefas que já sabem que são danosas para a coluna.

D. Eva usa o seu colete para fazer o serviço de arrumar as camas e nos dias de realizar faxina "grossa" da casa, pois já percebeu que esses movimentos é que lhe causam as dores de pequena intensidade; porém, incômodas e aborrecedoras.

O mesmo faz Ary – secretário administrativo – no dia que tem que dirigir o seu carro por longo período. Usa o colar cervical porque dirige virando muito a cabeça, sem acreditar nos espelhos retrovisores.

Sempre que possível, é mais correto analisar as razões dos distúrbios da coluna e procurar superá-las, em vez de, passivamente, aceitar como definitivo o uso do colete e do colar, que são verdadeiras muletas.

As *faixas de pano ou elásticas* também têm as vantagens e desvantagens do colete, com o inconveniente de não proporcionarem toda a segurança no controle de postura que dá o colete.

ACUPUNTURA

É a chamada "medicina das agulhas", que tem se popularizado entre nós, principalmente nos grandes centros.

Se realmente existe alguma explicação para a atividade curativa dessas agulhas, a medicina ocidental ainda não aceitou – mas isso não é motivo para que não seja usada por crescente número de pessoas e com grande eficiência. Suspeita-se que as agulhas sejam colocadas nas proximidades das terminações nervosas dos nervos espinhais, relacionando-se, contudo, com as terminações do parassimpático que, como já vimos, é um local de difícil estudo e acesso.

Acredito que a acupuntura entre nós terá sempre uma eficiência relativa, se comparada com seu uso nos países do Oriente, pois lá as pessoas são condicionadas a aceitar esse tipo de medicina desde tenra idade, dando, por sua vez, pouco crédito ao nosso tipo de medicina à base de medicamentos. Por qualquer razão, temos a impressão de que os orientais são mais "resistentes" a dores em geral.

Em viagem ao Japão, vimos grande número de pacientes sentirem alívio de suas dores com a aplicação dessas agulhas, mas pacientes brasileiros tratados com os mesmos acupunturistas (que são leigos e não médicos) não tiveram qualquer resultado positivo.

Já soubemos de inúmeros casos que tiveram um resultado brilhante com a acupuntura, sem terem tido alívio anterior com métodos tradicionais.

O que se deve considerar é que a acupuntura só libera o paciente das dores; porém, não corrige as posturas que, fatalmente, produzirão novas dores.

EXERCÍCIOS E RELAXAMENTO

Há um grupo de médicos que recomenda só exercícios, os mais amplos e variados, para melhorar as dores na coluna. Pelas razões apontadas não aceitamos essa orientação. Concordamos que, aos pacientes com dores gerais incaracterísticas, sem irradiação para os braços e para as pernas, ou às pessoas de meia-idade e de vida sedentária, seria imperativo ensinar ginástica e exercícios. Contudo, esses pacientes não têm discartrose nem patologia da coluna.

O que não acreditamos ser eficiente é solicitar ginástica às pessoas com comprovadas alterações radiológicas; acreditamos que a movimentação corporal irá influir no aparecimento das dores de pequena ou grande intensidade.

Temos que declarar que, em alguns casos excepcionais, mesmo com alterações da coluna, a ginástica suave e controlada trouxe melhoras para pessoas de todas as idades; porém, essa ginástica suave e controlada só pode ser ensinada sob controle de professor especializado, e deve ser avaliada para cada caso em especial. Essa é a razão por que não estamos incluindo ginástica neste livro, e sim insistindo no relaxamento do "autocontrole" para a musculatura, que poderá aliviar, inclusive, a dor.

RESUMO

1. *Na orientação geral do tratamento das dores da coluna, os pacientes devem ter maturidade suficiente para enfrentar quatro problemas fundamentais: 1) rever os problemas psíquicos, sexuais e afetivos; 2) aprender a relaxar a musculatura e a tensão psíquica; 3) rever os problemas posturais; 4) diminuir a sobrecarga na coluna – emagrecendo.*

2. *Existe uma série de etapas, no tratamento propriamente dito, que o médico deve percorrer, avaliando primeiramente as condições iniciais com um estudo radiológico.*

3. *O repouso é a etapa mais importante e consta de todos os tratamentos de "dores nas costas". Quando bem realizado é responsável pela melhoria de 70 a 80% dos casos.*

4. *A sedação é outro detalhe importante do tratamento. As pessoas com dificuldade de relaxar precisam tomar calmantes. Em caso de dificuldade de dormir, devem usar barbitúricos.*

5. *Há uma variedade crescente de medicamentos que procuram minimizar os efeitos colaterais, como distúrbios gástricos, hemorragias, reações alérgicas, etc. Os relaxantes musculares e os analgésicos devem ser usados com parcimônia. Os corticosteroides e a vitamina B12 só devem ser usados com indicação médica e em pequenas doses.*

6. *A fisioterapia representa uma boa contribuição para o tratamento. É, porém, demorada e, às vezes, onerosa, mas de efeitos indiscutíveis. O calor local, as trações e as massagens realizadas com critério e por profissionais competentes têm tido excelentes resultados.*

7. *Manipulações feitas cuidadosamente por profissionais competentes têm colaborado para a melhoria das dores na coluna. As infiltrações, que às vezes trazem resultados espetaculares na fase aguda das dores da coluna vertebral, não devem ser usadas rotineiramente.*

8. *Coletes são usados para permitir alívio em um período de dores na coluna. Representa uma espécie de muleta como auxílio e jamais deve tornar-se de uso permanente. O uso permanente de faixas e outros tipos de apoio também devem ser evitados.*

9. *A acupuntura entre nós tem sido usada por grande quantidade de pessoas descontentes com a orientação tradicional porque "não curou" as dores definitivamente. É um processo para combater a dor; porém, não resolve o processo de artrose e deve ser complementado por uma orientação postural.*

10. *Ao final, todas essas etapas do tratamento visam apenas ao tratamento sintomático da dor. Por isso devem ser complementadas por aquelas quatro medidas iniciais – para não originar novas dores.*

11. *Os exercícios adequados e relaxamento muscular completam a orientação geral.*

Alguns exercícios

Como já vimos anteriormente, a musculatura das costas é uma poderosa massa muscular que, com frequência, está rígida, dura, tensa, contraída, sendo esse um dos mecanismos que produzem dores nas costas. O músculo enrijecido, por si só, é dolorido, além de esticar as terminações aponevróticas e o periósteo das vértebras, que também causa dor. A tensão muscular determina um cansaço dos músculos porque as trocas internas estão diminuídas (veja mais detalhes no Capítulo 5).

Esses músculos em nenhuma circunstância estão com fraqueza, flacidez, como ocorre em um músculo fraco que precisa ser recuperado pelo exercício. Quem já viu um músculo que tenha sido atacado por paralisia infantil ou a forma em que fica o músculo logo depois de retirado o gesso de 30 a 45 dias, sabe o aspecto que ele tem. Além do mais, quando a musculatura das costas fica fraca, a pessoa não tem mais condições de ficar em pé e manter a posição ereta.

Nota-se que, nos animais, esses músculos não são fracos, e sim poucos "desenvolvidos", porque não evoluíram na espécie como aconteceu com o homem.

Portanto, parece evidente que os músculos das costas não precisam de exercícios de fortalecimento, e sim de *relaxamento* neuromuscular (ou se preferirem, músculo-psicológico). Portanto, a ginástica para esses músculos, no período em que estiverem tensos, será contraindicada, pois será realizada com músculos sem muita contratilidade. A musculatura precisa de uma correção postural do corpo, no trabalho, ao andar, ao sentar-se, etc., para não ter que ficar mais rígida ainda, suportando uma posição antigravitacional. O exercício deve ser feito com a musculatura descontraída.

Proporcionando a posição adequada ao corpo, o músculo pode permanecer no seu grau de contração normal, e não em uma contração aumentada, danificando os ossos, discos e articulações. A ginástica e a prática esportiva para as pessoas de vida sedentária é uma das formas ótimas de introduzir um "relaxante da tensão".

MÚSCULOS ANTERIORES

Quando se quer colocar em pé um "pau de sebo" (desses em que se sobe nas brincadeiras de quermesse), deve-se amarrá-lo com estirantes por toda a volta, para haver um justo equilíbrio. As amarras que o puxam para trás são compensadas por aquelas que o puxam para a frente e assim o "pau de sebo" fica em equilíbrio. No caso da coluna (que seria o "pau de sebo"), os estirantes seriam os músculos, mas isso na verdade não ocorreu. Já vimos que, para mantê-la em pé, houve o desenvolvimento de uma grande massa muscular atrás, que precisou adaptar-se para desempenhar a sua função, sem ter o apoio de uma musculatura anterior da coluna.

No braço, por exemplo, quando se dobra o antebraço sobre o braço, o músculo do "muque" é o bíceps, que fica contraído, mas relaxa os músculos opostos que ficam atrás – o tríceps. Quando se estende o braço, ocorre o inverso. Há um relaxamento do bíceps e contração do tríceps.

Esse tipo de esquema existe em todos os segmentos dos membros superiores e inferiores. Só não existe na coluna.

Na frente da coluna só existe um músculo forte – ileopsoas, que tem a função de "ligar" a coluna com a bacia, tendo como músculos oponentes os músculos da nádega (glúteos), mas que não pode ser considerado como o único músculo anterior da coluna.

Afastados da coluna existem, na frente, os músculos anteriores do pescoço e músculos anteriores do abdome.

MÚSCULOS CERVICAIS

No pescoço, os músculos, na realidade, não são anteriores, e sim laterais, e colaboram na movimentação da cabeça. Na frente existe somente um grande músculo fino – que é mais uma faixa aponeurótica, chamada *platisma* – e que, por ter essas características (ser fina e ter uma grande aponevrose), não pode enfraquecer e não adianta exercício para fortalecê-lo.

Os músculos laterais, os esternocleidomastóideos, são os mais poderosos da região. Se enfraquecerem, a cabeça tenderá a cair para frente e a pessoa não sustentaria o crânio na sua posição ereta. Esses músculos, ao invés de enfraquecerem, estão sempre em tensão, duros, causando a cefaleia tensional e os conhecidos torcicolos. O torcicolo, portanto, não é mais do que um músculo desses – de um lado ou de outro – que, por serem muito solicitados, ficam em espasmo ou tetania e não conseguem se descontrair. O mesmo ocorre com os músculos da nuca.

Conclusão

Os músculos anteriores do pescoço praticamente não são músculos, pois têm pouca massa muscular e muita aponevrose, além de abrigarem a laringe e a glândula tireoide. Não podem, portanto, ficar fracos e nem existem exercícios para fortalecê-los. Ensinaremos mais adiante um exercício que serve para localizá-los. Os laterais também não enfraquecem e exercitá-los é uma ação feita na coluna.

TÓRAX

Os músculos anteriores do tórax são grandes, mas não têm função em relação à coluna porque a região torácica é praticamente imóvel.

Esses músculos grandes da face anterior têm importância para a movimentação dos braços e colaboram para a respiração (auxiliando no movimento da caixa torácica).

Os seios das mulheres estão por cima dos músculos e não têm conexão alguma com eles. Por isso, não é correto dizer que esses exercícios para os músculos peitorais possam influir sobre a flacidez ou tamanho do busto.

Conclusão

Os músculos do tórax, peitorais e outros, mesmo sendo desenvolvidos pelos exercícios, não trarão nenhuma colaboração para a estabilidade da coluna torácica, que, por si só, já é estável devido à pouca mobilidade imposta pelas costelas. As influências para a região cervical e lombar dessa musculatura são praticamente nulas.

MÚSCULOS ABDOMINAIS

Os músculos anteriores do abdome chamam-se *retoabdominais*. Existem também os oblíquos, que realmente são prolongamentos de músculos que se inserem na região posterior da coluna e nas costelas, mas não têm função no equilíbrio da coluna como se fossem aqueles estirantes a que nos referimos no início.

Esses músculos (retoabdominais) é que efetivamente podem tornar-se flácidos, principalmente nas mulheres depois da gravidez e em ambos os sexos depois de operações na barriga. Essa flacidez, por si só, não traria tantos problemas se não causasse um deslocamento das vísceras abdominais para frente, salientando o abdome. Isso ocorre também no obeso que, além das vísceras, tem a própria gordura que faz essa saliência causar deslocamento do eixo longitudinal da coluna, modificando o equilíbrio do corpo e alterando a postura (Figura 19).

Esse músculo, fraco ou enfraquecido, poderá melhorar com a ginástica, mas ocorre que todos os exercícios propostos para fortalecer os músculos abdominais obrigam os músculos das costas e das pernas a realizarem grande parte dos movimentos e também a exercitarem-se. Isso não tem nada de mais se todos os componentes da coluna estão em ordem, mas se, como já vimos, as pessoas com problemas frequentes de dores têm alterações nos constituintes do orifício de conjugação (ossos, discos e articulações), estreitando-o nos movimentos de estiramento e de torção (tão comuns nesses exercícios), acabam produzindo mais dores do que benefícios, pois agridem os nervos espinhais.

Então, conclui-se que dos exercícios para fortalecer os músculos abdominais existem inúmeros e ótimos para parturientes que deram à luz recentemente, para os obesos, para os que realizaram cirurgias anteriores, etc., *mas que não sofrem da coluna.* Para quem já apresenta esses problemas, os músculos do abdome devem ser exercitados de outras maneiras mais adequadas. Por incrível que possa parecer, *só existe um exercício* que pode realizar esse intento de fortalecer os músculos abdominais sem trazer danos à coluna.

Além disso, os exercícios de forma progressiva procuram realizar uma contração *isotônica*, ou seja, esticam e contraem o músculo (para entender, segure seu bíceps – músculo do muque – e veja quando você estica o braço, que ele fica menor e mole e quando você fecha o braço, esse mesmo músculo fica maior, com mais massa e mais duro). Então, nesse exercício de fechar e abrir os braços, os músculos se contraem e se descontraem e com isso se desenvolve a massa muscular e o músculo fica mais forte. No entanto, para isso, você precisa fazer esse mesmo exercício de 50 a 100 vezes por dia, inúmeros dias, meses e anos – é o treino muscular.

Agora pegue o peso de dois quilos, estique o braço (o mesmo músculo fica menor e já não está tão mole) e procure trazer o braço para o antebraço, com dois quilos na mão. Você nota que faz uma força maior e o músculo fica muito mais duro, pois ele tem que fazer dupla força – segurar o peso e ao mesmo tempo contrair-se.

Ora, essa contração dura do bíceps pode ser feita como se, por exemplo, pretendêssemos mostrar o muque, sem exercício, sem movimento, como se estivéssemos levantando os dois quilos "imaginários". Isso é chamado de contração "isométrica" – tentar levantar o braço "imaginando" que há uma força contrária segurando-o e impedindo-o de fazer esse movimento.

É lógico que, para a coluna, os exercícios isométricos são melhores porque não causam as inconveniências da movimentação, tração e rotação que os exercícios físicos, de uma maneira geral, fazem.

Por isso, afirmamos que existe só um exercício isométrico para os músculos abdominais que pode ser feito, sem causar dano à coluna e que, se realizado adequadamente, não há necessidade de nenhuma ginástica a mais (com o fim de exercitar os músculos do abdome, sem danificar a coluna), que ensinamos a seguir.

Conclusão

Os únicos músculos que realmente apresentam uma frouxidão são os anteriores do abdome. Nas mulheres após a gravidez e nos pós-operados, produzem um deslocamento das vísceras e desequilíbrios posturais da coluna. Nos obesos, apesar de não existir essa fraqueza muscular, a protuberância abdominal atua da mesma forma no desequilíbrio da coluna.

Pelo fato de vivermos em uma civilização "sentada", os músculos abdominais passam a ter flacidez maior e com menor desempenho.

Para fortalecer esses músculos, a maioria dos exercícios propostos pode causar danos à coluna, pela movimentação e torção; por isso, devem-se fazer somente os exercícios isométricos que, na realidade, se resumem em um único.

Portanto, ginástica e exercícios de um modo geral são contraindicados para as pessoas com problemas de dores na coluna, porque não exercitam só os músculos. Movimentam muito mais a coluna e as suas estruturas.

Dois tipos de exercícios devem ser abandonados por terem causado muitas dores:

1. rodar a cabeça encostando o queixo em um ombro e no outro e girando a cabeça para trás. Esse exercício só causa dor e não traz nenhum benefício para a coluna;

2. é feito para a coluna lombar em que se tenta abaixar-se, a fim de tocar com as pontas dos dedos a ponta dos pés, sem dobrar os joelhos. Como já vimos, essa posição corresponde à distensão máxima do ciático. É a maneira errada de levantar peso, portanto esse exercício é contraindicado.

ESPORTES E GINÁSTICAS

Se a pessoa sofre da coluna comprovadamente, como já vimos, deve exercitar-se e fazer esportes adequados, sob pena de provocar novas dores.

O melhor esporte é a natação, pois na água o corpo fica em equilíbrio não vertical, dispensando momentaneamente o apoio dos músculos das costas. Contudo, mergulhar é prejudicial, principalmente à coluna cervical, que recebe o impacto da água.

Andar com postura adequada, com calçado correto, é um exercício que deve ser incrementado. Corridas do tipo da prova de *cooper*, sem obstáculos e sem saltos, também são ótimos esportes. Para andar de bicicleta, ou pedalar uma bicicleta ergométrica, é necessário não dobrar as costas, elevar bastante o "guidão", criando uma posição cômoda para um exercício prolongado. A posição arqueada do ciclista é danosa e esse tipo de exercício realizado nessa postura é uma agressão à coluna, causando dores posteriormente. O mesmo pode-se dizer de andar de motocicleta.

Pessoas com problemas de coluna devem usar o bom senso para jogar tênis ou golfe. Se é pessoa acostumada a jogar, tem boa musculatura, assim, logo após um período de dor, deve permanecer de 15 a 30 dias sem jogar e, quando voltar a fazê-lo, deve usar uma cinta elástica ou suporte atlético. Se voltar a apresentar a dor, deverá fazer um tratamento e repouso mais prolongado. Não se pode impedir a prática esportiva só com os dados do exame radiológico. As pessoas que já têm dor nas costas e vão iniciar a prática de tênis, essas, sim, devem evitar fazê-lo. Muitos praticantes desses esportes têm apresentado, ainda muito jovens, discopatias originárias da força ao aplicar o saque (no tênis) e torção muito violenta (no golfe). Os jogos coletivos de bola (vôlei, basquete, etc.) são desaconselháveis pela série de batidas e torções que podem causar. O mesmo se diga do futebol. O halterofilismo, por levantar pesos, está evidentemente desaconselhado.

As pessoas obesas com problemas de coluna devem emagrecer *sem fazer exercícios*, com medicamentos e principalmente com regime alimentar, pois o organismo precisa se reequilibrar pela redução de peso e o exercício poderá trazer algum dano e causar dor que, além disso, obrigará a ingerir vários medicamentos que acabarão aumentando o apetite. A preocupação é emagrecer, devendo-se deixar de lado a ideia da forma física.

A ginástica, a prática esportiva e os exercícios são bons para pessoas que estão sem alterações visíveis na radiografia da coluna e que têm dores muito esporádicas e, evidentemente, para aqueles que têm a coluna íntegra, sem problemas, e têm uma vida sedentária.

As pessoas que têm alterações, já visíveis na radiografia, não podem fazer exercícios, a não ser os poucos aqui recomendados e possivelmente mais alguns que aqui não são dados de propósito, pois não é o exercício que colabora na cura das dores de coluna, e sim o *relaxamento muscular*, que é o estado contrário à ginástica, que resulta em uma tensão muscular desnecessária.

Frequentemente, temos visto pacientes que melhoram de seus problemas de coluna e se aventuram a fazer exercícios de ginástica sueca ou de Real Força Canadense e voltaram a ter as dores antigas.

O exercício, nas pessoas com problemas de coluna, deve ser simples e sem nenhuma pretensão de emagrecer ou de fortalecer-se. Além do mais, iludem-se os médicos que acreditam que dando uma série de exercícios, os seus pacientes executarão por longos períodos, pois os brasileiros têm pouco hábito de praticá-los.

PRIMEIRA SÉRIE – 3 EXERCÍCIOS

1º Exercício – Músculos abdominais

Encha o peito de ar, inspirando profundamente. Procure fazer força, como se fosse evacuar, só que em vez de fazer força no reto, faça nos músculos da barriga, que ficam duros e contraídos. De início, a pessoa estufará a barriga, como se a empurrasse para fora, mas depois entenderá e não usará mais esse artifício.

Inicialmente (para compreender melhor) fazê-lo em pé, inspirando o ar. Depois, pode-se executá-lo sem inspirar o ar, só agindo diretamente sobre os músculos e na posição sentada. As mulheres têm dificuldade de realizá-lo e os homens conseguem fazê-lo facilmente.

Esse exercício deve ser feito o *dia todo*, quantas vezes for lembrado. Sentado, assistindo à televisão ou esperando o farol vermelho mudar para verde. Quando se estiver trabalhando, dando aula ou cozinhando, ou mesmo esperando o ônibus. De início, conte mentalmente até 10, depois vá aumentando até 50. Se não conseguir tanto, faça mais vezes com menos duração. Sempre que tiver que levantar um peso, deve fazê-lo com esses músculos duros.

Procure andar com a "barriga dura" e a posição ereta (Figura 19) pelo menos 30 minutos por dia, com pequenos intervalos ou seguidamente.

Esse exercício é o único que tem realmente eficácia para os músculos abdominais e não prejudica a coluna, com movimentos de todas as articulações e todas as curvaturas da coluna. É evidente que os fisioterapeutas e os professores de ginástica conhecem inúmeros outros, com as pernas, com o tronco que, ao final, acrescentam muito pouco a esse apresentado. Esse tem a vantagem de ser simples, prático e único.

Para o pescoço

Uma variedade é feita empurrando o maxilar para a frente, endurecendo o músculo do pescoço. A pessoa faz uma careta. Algumas mulheres têm-nos dito que esse exercício também serve para tirar rugas. Nessa posição e nesse exercício, pode-se perceber como o *platisma* – músculo do pescoço – é fraco e realmente incapaz de trazer algum fortalecimento.

Os exercícios de rotação de cabeça tentando encostar o queixo no ombro, que muita gente faz, são *contraindicados*, pois eles são os que realmente podem apertar o orifício de conjugação, produzindo dores.

2º Exercício – Região lombar

Encostando o corpo em uma parede de uma báscula na bacia, levantando um pouco a cintura para a frente, com os joelhos dobrados. Esse exercício também tem a finalidade de encostar as costas na parede, reduzindo a lordose lombar (Figura 21).

Nota

Deve-se fazer com os músculos do abdome contraídos, como foi explicado antes. As mulheres, de início, não conseguem realizar esse exercício, principalmente por terem dificuldade em mover o quadril para a frente, a fim de encostar as costas na parede.

Esse exercício de bascular a bacia é feito com a contração dos músculos das nádegas (como se alguém tivesse de segurar uma moeda no vão das nádegas, apertando para não cair). Há, também, uma pequena flexão dos joelhos, mínima, mas uma contração dos músculos das coxas. Depois de conseguir realizar esse exercício, ande com a bacia nessa posição durante 60 minutos por dia, com pequenos intervalos ou seguidamente. Dessa forma, retifica as costas. É desse modo que os(as) modelos andam e desfilam elegantemente.

Região cervical

A variante para a coluna cervical desse exercício é tentar encostar o queixo, o máximo possível, no peito. Com isso retifica a coluna cervical. Se possível, deve ser feito com o *platisma* esticado, como já foi visto no exercício nº 1. Se não conseguir contrair o platisma, fazer a contração dos músculos abdominais. É evidente que cada exercício é

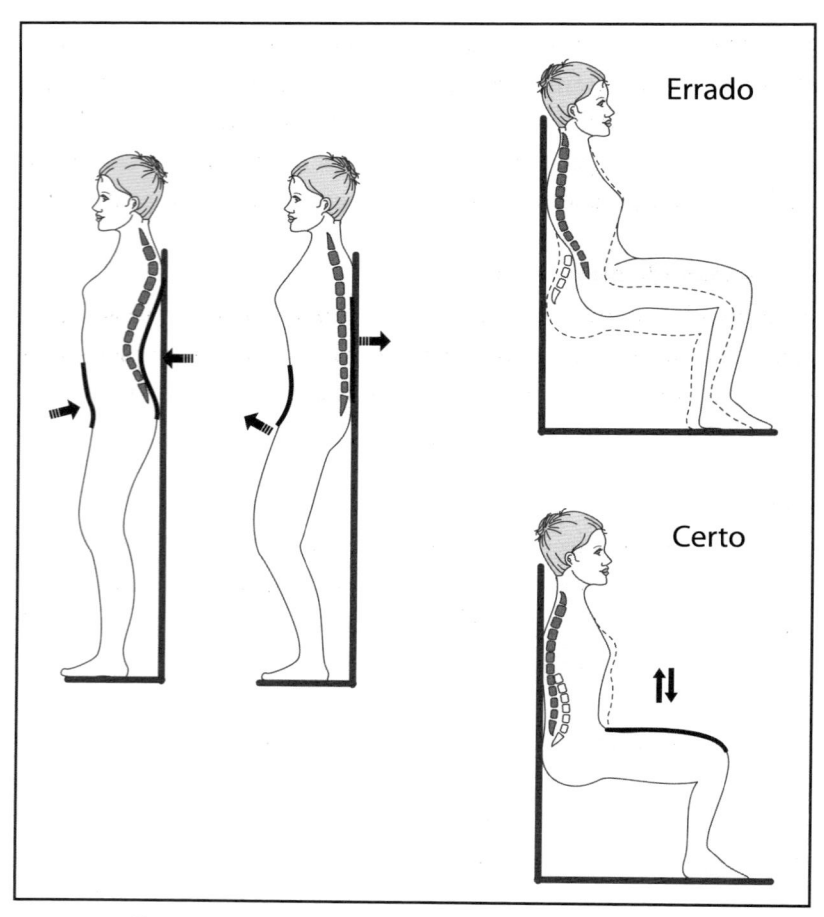

FIGURA 21 Primeira série de exercícios: 1. Barriga dura (ver texto). 2. Retificar a lordose. 3. Abaixar e levantar.

recomendado para a região mais afetada, sendo, entretanto, interessante sempre fazer o da região lombar, que é a parte mais solicitada da coluna. Temos visto pacientes que fazem só o exercício de contração abdominal e, frequentemente, acabam melhorando das dores da cervical, porque a coluna, como um todo, fica mais equilibrada.

3º exercício – serve para ambas as regiões

Encostar o pescoço na parede e com o platisma enrugado ou o músculo abdominal contraído (as duas coisas são impossíveis de se conseguir ao mesmo tempo), abaixar e levantar o tronco dobrando os joelhos. Encostar a região lombar na parede, com a bacia para a frente e os músculos abdominais contraídos, abaixar e levantar o tronco, dobrando os joelhos.

Nota

É o mesmo exercício com a variante para o pescoço e para a região lombar. Deve-se fazer um de cada vez, conforme a região que tiver problemas. Fazer de 10 a 15 vezes, de duas a três vezes por dia.

SEGUNDA SÉRIE – 3 EXERCÍCIOS

São também exercícios isométricos e, geralmente, recomendados aos pacientes que já sabem fazer bem a série anterior.

1º Exercício – Empurrar a parede

No entanto, fazendo força como se a parede tivesse que ser mexida do lugar e, ao mesmo tempo, imaginando que a parede está sendo segurada para não cair sobre a pessoa. Esse exercício é isométrico, portanto, sente-se que os músculos ficam duros, tensos, desde o calcanhar até a cabeça. Deve-se fazê-lo com os músculos abdominais contraídos. É preciso que a pessoa sinta os músculos dos pés, das pernas, das costas, dos braços, até a cabeça (Figura 22).

2º Exercício – Sentado

Na posição de pernas dobradas sobre o peito, fazer força para esticar as pernas e ao mesmo tempo, com as mãos abraçadas nos joelhos, tentar impedir de esticar as pernas. Sentir também que os músculos ficam contraídos. Depois deitar, relaxar e sentir um "calor" de bem-estar que é produzido nas costas (Figura 23).

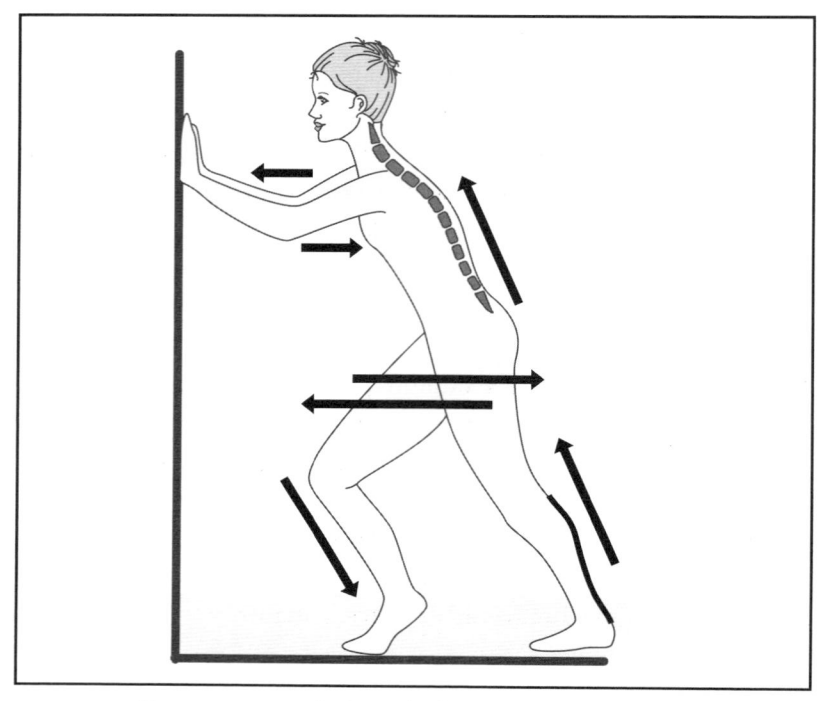

FIGURA 22 Empurrar a parede fazendo força e com os músculos contraídos, sentindo todos os músculos, desde a planta do pé contra o chão, pelas pernas, costas, até as mãos na parede.

3º Exercício – Deitado

Na mesma posição de braços e pernas do exercício anterior, entretanto deitado, encostar as costas na cama ou no chão. Imaginar duas forças antagônicas – uma para segurar as pernas e outra para esticá-las.

Usando a técnica de imaginar uma força para fechar as pernas sobre o peito e ao mesmo tempo uma força muscular para afastar essas pernas (joelhos) do peito, criam-se duas forças antagônicas. Um exercício é na posição sentada (2º exercício), o outro, na posição deitada (3º exercício) e, combinando-se ambos com impulso, pode-se fazer um balancim, uma espécie de gangorra, produzindo uma verdadeira massagem nas costas (Figura 23).

208

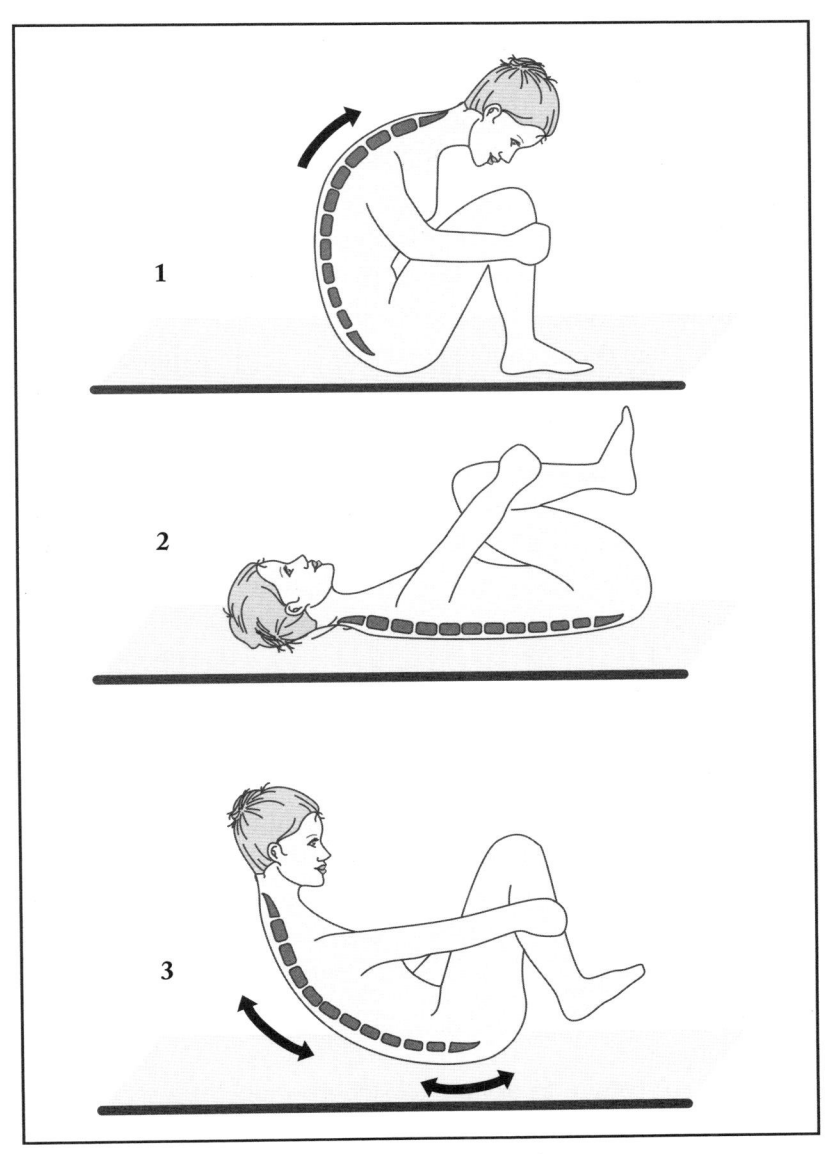

FIGURA 23 Segunda série de exercícios: 1. Sentado, apertar as pernas contra o peito, forçando ao mesmo tempo para abrir. 2. Deitado, mesmo procedimento. 3. A soma dos dois: balancim.

EXERCÍCIOS DE RELAXAMENTO MUSCULAR

A técnica de relaxamento muscular pelo "treinamento autógeno" de Schultz é complexa para se aprender sozinho, lendo apenas o texto (ver Capítulo 6, as indicações bibliográficas). Vamos ensinar uma outra técnica do médico norte-americano Jacobson, que a criou em 1935. Essa técnica é mais muscular, e não se obtém um relaxamento psíquico tão eficiente como no treinamento autógeno. É, entretanto, um bom auxiliar para problemas de coluna.

Outro tipo de relaxamento muscular pode ser obtido com a técnica de Feldenkrais, a qual também damos um resumo do procedimento (ver M. Feldenkrais – *A Consciência do Movimento*, São Paulo, Sumus, 1978). Essa técnica também é difícil de se aprender lendo somente o texto, sem o auxílio de um orientador. Em nossa atividade, a orientadora tem sido uma psicóloga, com experiência em expressão corporal, pois as pessoas aptas a interpretá-la precisam libertar-se de vários problemas íntimos.

Técnica de Jacobson (adaptada)

Para entendê-la, vamos fazer uma imagem: quando se quer desparafusar um parafuso muito apertado, de início, aperta-se um pouco mais, para, depois, soltá-lo. Aqui, usa-se o mesmo artifício nos músculos tensos, contraídos; voluntariamente, contrai-se um pouco mais para permitir "soltá-los", relaxando-os. Esses exercícios podem ser realizados sentado, deitado ou em pé. Confortavelmente instalado em um ambiente escuro, sem cheiros fortes, sem barulho ou com música suave; o relaxamento muscular é mais eficiente se deitado de barriga para cima.

1. Contraia com força os músculos da mão, antebraço e braço, até sentir um leve dolorimento e, *ao mesmo tempo*, solte os músculos do outro lado. Faça vice-versa.

2. Em seguida, contraia um braço e solte os músculos de uma perna. Faça em alternância com o outro lado.

3. Force os músculos de ambos os braços e solte ambas as pernas. Faça vice-versa.
4. Contraia os músculos das costas e liberte os músculos das pernas e braços e depois faça o contrário.
5. Por último, contraia os músculos da região lombar e solte os da região cervical, e em seguida vice-versa.

O tempo de "contração" deve ser, no início, de 1 a 3 segundos, podendo ser ampliado, com a prática, de 10 a 30 segundos.

O tempo de "relaxamento" ou "descontração" é o equivalente. Depois de realizar esses exercícios, há uma sensação de "calor" e "peso" nas pernas, braços e costas. É sinal de que há uma melhor circulação muscular e início de relaxamento muscular. Esses exercícios dão sono, sendo excelente treinamento antes de dormir.

Técnica de Feldenkrais (adaptada)

Nessa técnica, o relaxamento é obtido pelos exercícios em câmera lenta e serve para iniciar uma sensibilização corporal.

1. Fique em pé, com os pés bem afastados. Feche os olhos, deixe o corpo solto como se estivesse sendo movido pelo vento: descreva, com o corpo todo, um círculo, apoiando-se nos dedos grandes dos pés (dedão). Sinta a ação dos músculos das pernas. Uma volta completa do corpo, da direita para a esquerda, deve levar de 40 a 60 segundos. Faça depois da esquerda para a direita.
2. Faça o mesmo só com a cabeça, lentamente, descrevendo um círculo completo, de 40 a 60 segundos.
3. Comece a perceber os pontos que estão mais tensos (mais apertados) em seu corpo. Maxilar contra maxilar, pontos no pescoço, ombros, mãos, costas, etc.
4. Repita os exercícios 1 e 2 bem lentamente, se possível, concentrando-se nesses pontos, procurando soltá-los. Associe, agora,

movimentos respiratórios. Respire lenta e profundamente durante todo o exercício. Melhor é "inspirar" o ar, durante todo o exercício, que assim ajuda a oxigenar e não permite a realização de contrações ou movimentos com muita força ou grande intensidade. Há pessoas que se sentem melhor realizando o exercício "expirando" o ar, tendo inspirado lentamente o ar anteriormente.

5.	Associe os exercícios de Jacobson de contração-relaxamento para os pontos mais contraídos do corpo, ou, se quiser, faça a sequência toda, e sentirá uma sensação de relaxamento psicomuscular, aquecimento dos músculos e das extremidades, que correspondem à ingestão de um calmante.

RESUMO

1.	*Os músculos que sustentam a coluna e o corpo em pé estão na região posterior. Um músculo que está na frente serve de ligação entre a coluna e a bacia (ileopsoas). Esses músculos nunca ficam frouxos ou moles, mesmo nas pessoas idosas. E, ao contrário, estão tensos e duros nos pacientes com problemas de dores na coluna. Nos pacientes sem problemas de coluna comprovados ou de vida sedentária, a ginástica é um ótimo relaxante de tensão.*

2.	*Os músculos anteriores do pescoço e do tórax têm poucas condições de ficarem frouxos e também têm pequena influência na dinâmica da própria coluna. Os únicos que realmente ficam enfraquecidos (por gravidez, pós-operações, obesidade e por se ficar sentado) são os abdominais e, para fazer exercícios adequados a eles, deve-se evitar de molestar a coluna.*

3.	*De um modo geral, os esportes são prejudiciais à coluna. Natação (sem mergulhar) e andar, são os mais adequados.*

4.	*Os poucos exercícios isométricos são ensinados a seguir. Qualquer outra veleidade de exercitar-se com torções e distensões de tronco, perna e braço trará, em breve, danos à coluna, produzindo dores.*

5. *Há duas séries de exercícios que devem ser feitas com periodicidade. Contudo, o mais importante é a contração isométrica dos músculos anteriores do abdome, que, por si só, vale como um treinamento autógeno, de controle muscular, e também serve como uma espécie de colete protetor à coluna quando levantar pesos maiores do chão.*

6. *Os exercícios de relaxamento devem ser feitos diariamente, no próprio ambiente de trabalho, durante horas desagradáveis (trânsito parado, conferência chata, visita incômoda, etc.).*

Postura correta para trabalhar

Acreditamos que ficou enfatizado no decorrer deste livro que as posturas corretas, além de diminuírem as dores presentes, impedirão o aparecimento de novas dores no futuro. Evidenciou-se que *toda a atividade, a qualquer tempo,* poderá danificar os componentes da coluna, produzindo dores nas costas. Então, o cuidado deve ser constante e perpétuo.

A profissão de cada pessoa é, em termos de atividade, o que se faz diariamente com maior regularidade. Não importa que seja o serviço doméstico, ou de um motorista para levar os filhos à escola e trazê-los, o do cargo de um alto executivo, ou de um trabalhador braçal.

A fim de ajudar a descobrir quais são os movimentos que as pessoas executam na sua atividade laborativa, dever-se-ia filmá-los para depois podermos decompor tais movimentos, evitando aqueles que são danosos. Contudo, esse recurso é praticamente impossível.

Vamos, pois, dar um roteiro que permitirá a cada um, *por si,* descobrir quais as agressões cometidas contra a coluna diariamente, tentando corrigi-las ou então eliminá-las.

De início, vamos dividir as profissões executadas na posição sentada e as realizadas em pé.

Em cada uma dessas, se estudará a existência dos três movimentos mais nocivos: 1) levantar peso; 2) torcer o corpo; e 3) estiramento.

DONA DE CASA (A PROFISSÃO MÚLTIPLA), FAXINEIRA, ATENDENTE DE ENFERMAGEM, ETC.

Em pé

1. Dobrando o corpo, como se estivesse levantando peso

- *Atos realizados*: Lavando roupa, passando a ferro, preparando a comida, além de levantar inúmeros objetos do chão.
- *Como melhorar*: Elevar o local do tanque onde se esfrega a roupa. Há aquele ondulado do tanque de madeira que pode ser anexado ao de cimento existente, e isso permite realizar o trabalho sem dobrar o corpo.

  Ao passar roupa a ferro, elevar bastante a tábua, a uma altura individualizada para cada mulher, até que não dobre mais o corpo. Deve-se também providenciar um banquinho para apoiar os pés e mudá-los periódica e alternadamente durante o serviço.

  Ao preparar a comida nas pias ou na parte adequada da cozinha, muitas vezes o local é baixo e a posição que a dona de casa adquire é com uma inclinação para a frente, com as costas arqueadas, o que causa uma pequena pressão muito acentuada nos discos.

  Além disso, a dona de casa precisa levantar os objetos do chão de maneira adequada, já referida anteriormente. Usar sapatos adequados e evitar chinelos.

2. Torcer o corpo

- *Atos realizados*: Varrer, levar a comida para o fogão, fazer a cama.
- *Como melhorar*: Para varrer, deve-se sempre empurrar a poeira para a frente, não torcer o corpo para apanhar algo que ficou para trás. Quando o fizer, levantar os pés do lugar e virar-se.

Uma boa medida é segurar a vassoura mais em cima, para não arquear o corpo; para isso, deve-se aumentar o cabo da vassoura, emendando um no outro.

Normalmente, os locais em que se prepara a comida ficam próximos ao fogão. Isso facilita a rotação direta de um local para outro. A fim de evitar esse movimento, deve-se separar um local do outro, o que obrigará a dona de casa ou cozinheira a dar um ou dois passos, em vez de girar o corpo, simplesmente.

O ato de fazer a cama, totalmente arqueada, levantando o colchão e colocando o lençol por baixo, obriga a inúmeras torções e má postura. Deve-se fazer um canto de cada vez, se possível, ajoelhada. Quando esse ato é muito penoso, solicitar aos jovens da casa que façam a sua cama. E usar lençóis que já "vestem" o colchão.

3. Estiramento

- *Atos realizados*: Pendurar roupa molhada no varal, colocar e retirar mantimentos da despensa, roupas do guarda-roupa, etc.
- *Como melhorar*: A roupa molhada é muito pesada e ao pendurá-la no varal, com os braços estendidos, a dona de casa está causando um estiramento. O mesmo ocorre quando se colocam mantimentos em prateleiras altas (e piora ainda mais quando fica na ponta dos pés) ou em guarda-roupa. Para diminuir a agressão à coluna, deverá usar-se um banquinho de um ou dois degraus, como os que existem em consultórios médicos, que ajudará a não levantar os braços e, com isso, agredir com menor intensidade a coluna cervical. A escada alta não é eficiente porque ocupa muito espaço e não dá a ideia de segurança que trazem essas escadinhas de dois ou três degraus.

Sentada

1. Dobrando o corpo

- *Atos realizados*: Costurar, bordar, tricotar, fazer crochê.

- *Como melhorar*: O ato de costurar implica permanecer por muitas horas em uma posição sentada, debruçada sobre a máquina, posição que agride a região lombar. A primeira providência é sentar-se adequadamente, com as costas apoiadas no encosto da cadeira, que deve ser reto. Uma boa cadeira tem ainda local para colocar as nádegas e altura adequada para os pés. Deve-se, em seguida, levantar a máquina até uma altura maior, a fim de permitir o trabalho sem se curvar. Caso seja necessário, procure um oftalmologista para receitar-lhe óculos adequados para enxergar nessa posição.

Bordar, tricotar e fazer crochê causam, pela posição, um estiramento nos músculos do pescoço (piorando a dor de cabeça), formigamento dos braços e das mãos, mas principalmente a sensação de cansaço e fadiga dos braços. Para melhorar a posição, a mulher deve sentar em uma cadeira cômoda e correta, que tenha "braços" e altura adequada, que servirão de apoio. Os braços da cadeira devem ter a altura correspondente aos seios, isto é, bem mais alta do que as normalmente existentes. Se não for possível obter essa altura, devem-se apoiar os dois cotovelos em cima de uma mesa, que será bastante eficiente. A duração desse trabalho deve ser de uma a duas horas seguidas, com intervalos adequados.

ATENDENTE

É outro nome que se dá a muitas profissões. No hospital, existe o(a) atendente de enfermagem. Nas cozinhas de grandes organizações, existe o(a) atendente de cozinha. Nas lavanderias, o(a) atendente de lavanderia.

Os(As) atendentes de enfermagem [ver enfermeiro(a)] são os(as) que têm maior número de problemas, porque fazem todos os movimentos e trabalham em um local de grande tensão psicológica, que é o hospital, e, muitas vezes, não estão psicologicamente preparados(as).

BALCONISTA

Em pé

1. Levantar pesos com o corpo arqueado

- *Ato realizado*: Servindo a clientela e guardando mercadoria na prateleira.

- *Como melhorar*: Usar sapatos adequados sem salto muito alto e não do tipo "tamanco" (calcanhar livre e os dedos fechados). Procurar levantar a mesa até à altura adequada para não ficar arqueada durante toda a jornada de trabalho.

  Quando tiver que guardar os objetos na prateleira, deve-se usar uma escada adequada.

CAIXAS

Usam-se as recomendações da posição da secretária. Evitar cadeiras sem encosto.

CARPINTEIRO

(Ver torneiro.)

COSTUREIRA

Sentada

1. Arquear o corpo e levantar pesos

- *Ato realizado*: Veja item sobre dona de casa.

- *Como melhorar*: As costureiras que são obrigadas a colocar os objetos de um lado para outro também executam movimento de torção, que deve ser realizado, na medida do possível, sem girar o corpo. Colocar uma cadeira perto para não ter que abaixar até o chão a fim de levantar o que está costurando.

COZINHEIRA

(Ver dona de casa.)

DENTISTA
Em pé
1. Posição arqueada

- *Ato realizado*: Trabalhando nos dentes do paciente, inclusive, fazendo força para extraí-los. O dentista tem uma sobrecarga dupla à coluna; por causa dessa posição, agride a coluna lombar e, pela força, a coluna cervical.
- *Como melhorar*: As cadeiras de dentista modernas têm de permitir o trabalho do profissional sentado, melhorando a sua postura.

2. Torção de tronco

Com muita frequência, o odontólogo precisa torcer a cabeça e o corpo para realizar o ato adequado e isso evidentemente trará um dano à sua coluna.

DESENHISTA
Sentado
1. Arqueamento do corpo

- *Ato realizado*: Desenhar.
- *Como melhorar*: Usar pranchetas que podem ser acomodadas em posições variadas, até mesmo na vertical, para evitar a má postura ao desenhar. Sempre tomar o cuidado ao usar bancos e dê preferência a cadeiras com encostos (Figura 12).

ENFERMEIRO(A)

Atualmente, os(as) enfermeiros(as) têm várias especializações; porém, de maneira geral, têm alguns movimentos em comum.

Em pé
1. Levantar peso

- *Ato realizado*: Levantar doentes, levar material ou medicamentos.

- *Como melhorar:* Carregar o paciente diretamente, representa uma sobrecarga enorme para a coluna lombar, principalmente porque não é possível dobrar os joelhos de modo adequado, pois o paciente não está no chão, e sim na cama, de onde não é possível se levantar adequadamente. A solução é sempre pedir ajuda no transporte; caso contrário, as agressões serão sérias. Existem casos em que esse ato de carregar doente deve ser evitado. Mesmo quem trabalha com crianças deve procurar abaixar a grade da cama para permitir dobrar as pernas adequadamente e levantar a criança, sem danos para a região lombar.

A criança, mesmo de alguns meses, levantada com o corpo dobrado sobre a grade, representa para a coluna um esforço semelhante ao de um paciente adulto. Ao carregá-la, deve-se sempre endurecer os músculos da barriga, como foi ensinado anteriormente (ato que também serve para a mãe após o parto).

O ato de levar instrumentos cirúrgicos, material para curativos ou medicamentos de um local para outro deve ser feito em carrinhos, e não nas mãos.

Usar sempre calçados adequados no trabalho.

2. Torções do corpo

- *Ato realizado*: Medir pressão ou temperatura, transporte de pacientes operados.
- *Com melhorar*: As torções realizadas no ato de acomodar o paciente obrigam a várias manobras de torções e acomodações que devem ser realizadas com auxílio de outras pessoas e, sempre que possível, mantendo os músculos do abdome contraídos, pois funcionam como uma espécie de colete protetor.

Os atos rotineiros devem ser feitos, se possível, sentados, pois isso obriga a um arqueamento e torção de coluna que, somados, ao fim do dia, poderão produzir dores.

Sentado

1. Dobrar o corpo

- *Ato realizado*: Escrever relatórios.
- *Como melhorar*: Os(As) enfermeiros(as) queixam-se de que escrevem muito, por isso, devem sentar-se em posições adequadas. Cadeiras corretas e mesas adequadas. Evitar os bancos sem encosto. A profissão de enfermagem é daquelas em que deve haver um bom equilíbrio fisiopsíquico e muscular, pois além da tensão emocional em que se realiza o seu trabalho, é preciso adaptar o sono a variações periódicas de horários diurnos e noturnos e tem que desempenhar um trabalho físico muitas vezes desgastante. Por tudo isso, há certos casos em que, infelizmente, um distúrbio da coluna, associado a uma depressão psíquica, obriga a um afastamento desse tipo de trabalho.

ESCRITURÁRIO

(Ver secretária.)

- *Só existe uma diferença:* O escriturário geralmente escreve muito à mão. A altura da mesa e da cadeira é fundamental (ver estudante).

ESTUDANTE

Sentado

1. Arqueamento do corpo

- *Ato realizado*: Os estudantes que apresentam problemas de coluna (escoliose, cifose juvenil e problemas de postura) devem procurar escrever em pranchetas que não arqueiam tanto a coluna. Em casa, devem estudar em mesas mais altas e cadeiras adequadas. Na escola, quando for possível, procurar sentar-se em bancos mais adequados para escrever.

JARDINEIRO
(Ver torneiro.)

Os "amadores" devem evitar trabalhar em pé. Devem fazê-lo de joelhos ou cócoras e, no máximo, durante uma hora seguida.

LAVADEIRAS
(Ver dona de casa.)

MECÂNICOS
É um termo usado para muitos setores, mas, principalmente, para aqueles que trabalham com carros. Além de todos os inconvenientes da posição arqueada (ver torneiro), existem os que trabalham debaixo do carro.

Deitado
1. Mãos para cima

- *Ato realizado*: Conserto mecânico debaixo do carro.
- *Como melhorar*: De preferência, elevar o carro com um aparelhamento próprio, a fim de não trabalhar o tempo todo com as mãos para cima, que é muito danoso para a coluna cervical. Os "mecânicos de domingo", que não estão acostumados a isso, podem ter torcicolos, formigamentos e adormecimentos dos dedos.

MÉDICOS
Em pé
1. Corpo dobrado, como se estivesse levantando peso

- *Ato realizado*: Operações, ato de examinar, fazer eletrocardiograma, etc.

- *Como melhorar*: A tensão psíquica, associada ao ato físico de segurar os instrumentos cirúrgicos, faz com que surjam muitas dores nas costas. A mesa cirúrgica é móvel e o cirurgião pode se acomodar na altura adequada; além disso, a maioria já usa esse banquinho recomendado às donas de casa, para descansar os pés. O ato de consultar e fazer exame clínico no consultório pode forçar uma posição do médico que se refletirá em uma agressão à coluna. O mesmo ocorre quando o médico faz eletrocardiograma ou eletroencefalograma. Para evitar essa má postura, devem ser elevados os pés da cama em que ficam os pacientes, colocando--se pequenos calços.

Sentado

1. Estiramentos

- *Ato realizado*: Operações especializadas.
- *Como melhorar*: Há operações delicadas, como as realizadas por especialistas de ouvido e de olhos, que precisam trabalhar sentados e com microscópios auxiliares, o que causa um estiramento dos músculos cervicais.

  Para melhorar essa postura, os profissionais devem se convencer, quando têm distúrbios na coluna cervical, de que é preciso limitar essas operações ou, durante o ato cirúrgico, usar um colar de Schantz.

MOTORISTAS

Sentado

1. Arqueamento do corpo

- *Ato realizado*: Dirigir.
- *Como melhorar*: Os bancos dos automóveis não têm orifício para as nádegas, por isso são incômodos. Devem ser colocados encostos de palha para a região lombar ou outro similar. Esses encostos devem ficar pendurados no banco. Não servem travesseiros.

De preferência, individualizar os bancos e evitar a troca de automóvel em rodízio, pois isso dificulta a adaptação.

2. Torção do pescoço

- *Ato realizado*: Entrar em determinadas ruas, balizar.
- *Como melhorar*: Pessoas tensas, que dirigem segurando o volante com muita força, ficam "apavoradas" quando devem entrar em ruas de movimento; olham para trás e, antes de entrar, olham novamente, e, ainda, por serem tímidas, geralmente param em local inadequado para fazer a conversão; com isso, olham novamente para trás, torcendo o pescoço e trazendo danos à coluna cervical. O motorista deve acreditar nos espelhos retrovisores, colocando-os mais estrategicamente, tanto na frente como dos lados.

O ato de balizar, entrar em uma vaga entre dois carros, para quem não tem experiência é constituído de uma série de torções no pescoço e no tronco, que trazem acentuado dano para a coluna. O motorista deve cuidar também da distância adequada dos pés dos pedais.

PINTOR DE PAREDE
Em pé
1. Estiramento

- *Ato realizado*: Pintar paredes e tetos.
- *Como melhorar*: O pintor usa as mãos esticadas com os rolos de pintura ou pincéis pequenos. Para não forçar a coluna cervical, deve procurar pintar ao nível de sua altura e não forçar a uma altura maior. Deve usar uma escada à medida que pinta mais para cima.

Pintar o teto é outro lugar de muito esforço. Quando feito por não profissionais, deve ser realizado com grandes intervalos de tempo para descansar os músculos que ficam muito distendidos.

PROFESSOR(A)

Em pé

1. Levantar peso

- *Ato realizado*: Embora escrever na lousa somente obrigue a levantar um peso insignificante, o giz, a posição em que é realizado o ato é extremamente prejudicial à coluna cervical, por se realizar durante muitas horas, todos os dias, por meses e anos a fio e com a preocupação (tensão psíquica) de controlar a disciplina da classe e de se concentrar no que está escrevendo.
- *Como melhorar:* Deve-se escrever da metade da lousa para baixo. Melhor ainda é colocar um estrado próximo à lousa. Se tudo isso não for possível, trazer escritos em cartolina os principais itens da aula, evitando escrever *todos os dias* na lousa.

2. Dobrar o corpo

- *Ato realizado*: Ir de carteira em carteira examinar as lições dos alunos.
- *Como melhorar:* Esse ato implica dobrar a coluna lombar até uma posição inadequada. A solução é permanecer sentado à sua mesa e chamar um aluno de cada vez.

REVELADOR DE FOTOGRAFIA

(Ver professor.)

Em pé

1. Mão levantadas

- *Ato realizado*: Revelar fotografias.
- *Como melhorar:* Permanecer várias horas (no ato de revelar filmes) com os braços estendidos para a frente causa um estiramento muscular e agressão à coluna cervical. A solução é providenciar vários "varais" onde o filme pode ser colocado e analisado, sem necessidade de segurá-lo no ar.

SECRETÁRIA
Sentada
1. Arqueamento do corpo

- *Ato realizado*: Digitar.
- *Como melhorar*: A secretária passa muitas horas digitando e, como vimos, tem que cuidar da cadeira adequada (com orifício, encosto, tamanho correto para os pés), altura da mesa adaptável a cada pessoa e o monitor e teclado em posição certa (elevado com calço), para que os braços trabalhem encostados ao corpo. A adaptação desses três elementos (cadeira, mesa, computador) às características individuais de cada pessoa (alta, baixa, magra, gorda, pernas compridas ou curtas, etc.) tem fundamental importância.

2. Torção de pescoço

- *Ato realizado*: Digitar olhando o original.
- *Como melhorar*: Para copiar, as secretárias, muito práticas, que digitam sem olhar o teclado, deixam a cabeça torcida o tempo todo, trazendo danos à coluna cervical. O adequado é usar aqueles dispositivos que parecem estante de partitura de música. Esse dispositivo não deixa virar a cabeça.

3. Torção do tronco

- *Ato realizado*: Atender ao telefone, movimentar-se na cadeira com rodinhas.
- *Como melhorar*: As mesas da secretária geralmente são pequenas e não permitem colocar todos os telefones na frente, ficando quase sempre atrás, obrigando a fazer uma torção de coluna lombar para atendê-los. A solução é colocar os telefones na frente para evitar esse movimento.

Muitas secretárias, com ideia de facilitar a sua movimentação, sentam-se em cadeiras de rodinhas e deslocam-se empurrando-as com as nádegas. Evidentemente, essa atitude causa distúrbios na região lombossacra, complicando quaisquer danos estruturais ali já existentes.

SERRALHEIRO
(Ver torneiro.)

TÉCNICO DE LABORATÓRIO
Aqueles que trabalham ao microscópio devem agir como está descrito para os médicos, operadores. Aqueles que atuam em mesas devem observar o item sobre as balconistas.

TORNEIRO
Em pé

1. Arqueamento do corpo

- *Ato realizado*: Tornear peças junto a uma máquina.
- *Como melhorar*: Essa posição curvada sobre uma máquina corresponde à operação-padrão de inúmeras profissões masculinas nas fábricas. Traz danos para a coluna lombar, principalmente, porque se passam muitas horas com o corpo arqueado. A melhoria é conseguida trabalhando com o corpo ereto, os músculos do abdome duros; para isso, deve-se levantar a bancada até uma altura adequada.

2. Torcendo o corpo

Nos vários movimentos, existem alguns que obrigam a torções e que são feitos carregando objetos pesados de um lugar para outro que, como vimos, sobrecarregam mais a coluna e os discos. Devem-se usar carrinhos, correias ou outros artifícios para carregar objetos pesados de um local para outro.

ROTEIRO QUANDO SUA PROFISSÃO ESPECÍFICA NÃO FOI CITADA

É evidente que existe uma série enorme de profissões que não estão aqui registradas, e, inclusive, pode ser a sua. Aqui estão as mais comuns e, principalmente, aquelas que obrigam a movimentos mais padronizados.

Para descobrir, no caso específico de uma profissão, procure pela semelhante. Por exemplo: overloquista, que trabalha em uma espécie de máquina de costura, procure *costureira;* prensador, procure torneiro; e assim por diante.

As profissões liberais: advogado, engenheiro, economista, arquiteto, etc., têm, na realidade, no escriturário e no desenhista os movimentos padrões. Médicos e dentistas, por terem movimentos típicos, têm a sua profissão analisada.

As pessoas que gostam de lidar em casa podem procurar nas diversas profissões o que é danoso na atividade que fazem. Por exemplo: uma dona de casa que gosta de pintar as paredes e fazer jardinagem, procure esses dois itens. Um aposentado que gosta de ser mecânico de fim de semana ou fotógrafo amador, tem aí dois itens a consultar.

No intuito de colaboração, àqueles que acharem necessária a inclusão de seu ofício neste livro, solicitamos e agradecemos que nos enviem sugestões.

Glossário de termos médicos

A

ALISAMENTO – Técnica de massagem.

AMASSAMENTO – Técnica de massagem.

ANEL ou *ANNULUS* – Parte externa do disco intervertebral.

ANESTESIA EPIDURAL – Uma forma de anestesia, através da raque, que tira a dor, mas não os movimentos.

ANGINA DO PEITO – Dor no peito crônica, por problemas coronarianos.

ANTIDISTÔNICO – Tipo de calmante de pequena intensidade que atua sobre o sistema nervoso autônomo, ou seja, involuntário.

APÓFISE ESPINHOSA – Saliência posterior de vértebra.

APÓFISE TRANSVERSA – Saliências laterais das vértebras; há uma de cada lado.

ANEVROSE – Invólucro do músculo, semelhante à fáscia.

APONEVRÓTICA – Adjetivo de aponevrose.

ARACNOIDITE – Inflamação da aracnoide.

ARACNOIDE – Um dos invólucros da medula nervosa.

ARCABOUÇO – Estrutura óssea ou esquelética.

ARTRITE – Inflamação das articulações.

ARTRITE REUMATOIDE – Espécie de artrite. Pode ocorrer desde 3 a 80 anos; é o "reumatismo deformante".

ARTRÓDESE – Tipo de operação ortopédica que faz com que a articulação fique sem movimentos.

ARTROSE – Desgaste das articulações, incluída entre os tipos de reumatismos.

ATLAS – Primeiro osso da coluna cervical. Tem esse nome porque se encaixa na cabeça e lembra o deus grego que suportava o mundo nas costas.

AUTÓGENO – Significa "dirigido pela própria pessoa". Refere-se ao relaxamento muscular da técnica de Schultz.

AXIS – Segundo osso da coluna cervical. Tem esse nome porque tem uma saliência (apófise odontoide) que atua como se fosse um eixo de suporte da cabeça.

B

BÁSCULA – Movimento que o quadril faz em torno do eixo que passa pelas articulares coxofemorais.

BARBITÚRICO – Tipo de sedativo forte que induz o sono.

BÍCEPS – Músculo do antebraço; quando contraído, faz o "muque".

BICO DE PAPAGAIO – Termo popular para designar os osteófitos.

BUTAZONA – Um dos medicamentos antirreumáticos mais eficientes.

C

CALCIFICAÇÃO – Deposição de sais de cálcio nas estruturas musculares e tendinosas.

CARCINOMA – Nome científico do câncer.

CEFALEIA – Dor de cabeça crônica.

CEFALGIA – Dor de cabeça eventual.

CERVICAL – Região superior de coluna, logo abaixo da cabeça.

CERVICALGIA – Dor na região cervical.

CERVICOBRAQUIALGIA – Dor na região cervical com irradiação para os braços.

CIÁTICA – Dor no nervo ciático, também chamado lumbago. A dor vai da região lombar para as pernas.

CIFOSE – Aumento de curvatura da coluna. A sua acentuação é a corcunda.

CÓCCIX – Último osso da coluna, formado de três a quatro vértebras fundidas.

CORTICOSTEROIDES (OU CORTICOIDES) – Nome dado aos remédios que têm o mesmo efeito da cortisona, poderoso anti-inflamatório.

D

DESCONTRATURANTE – Medicamento usado para descontrair a musculatura esquelética.

DESMINERALIZAÇÃO – Perda de cálcio dos ossos, tem o mesmo significado que osteoporose, porose dos ossos.

DESSENSIBILIAZAÇÃO – Técnica médica para o organismo se acostumar com produtos que normalmente têm reação do tipo alérgico.

DISCARTROSE – Artrose do disco. É difícil diferenciar na radiografia o que é discartrose e o que é o desgaste natural do disco com a idade.

DISCOPATIA – Uma discartrose, porém com sintomas clínicos.

DISTONIA – Desequilíbrio do sistema nervoso autônomo. É um nervosismo.

DORSAL – Uma das regiões da coluna, também chamada de torácica e onde se localizam as costelas.

E

EDEMACIADO – Inchado, cheio de líquido.

ELETROFORESE – Exame solicitado para diferenciar as doenças reumáticas.

ELETROMIOGRAFIA – Exame elétrico dos músculos com a finalidade de localizar lesões nervosas.

ENSIMESMAMENTO – Concentração para dentro de si mesmo.

ESCOLIOSE – Curvatura anormal da coluna, que, na juventude, tem certa gravidade, pois pode chegar à intensidade que incompatibiliza com a vida normal.

ESCOLIOSE IDEOPÁTICA – Quando não se sabe a causa da escoliose, é chamada ideopática.

EPÍCULA – Pequena saliência óssea.

ESPINHA BÍFIDA (*SPINA BIFIDA*) – Falta de soldadura da apófise espinhosa.

ESPONDILITE ANQUILOSANTE – Tipo de reumatismo da coluna que ataca os jovens e endurece a coluna.

ESPONDILÓLISE – Ausência congênita na soldadura da parte anterior com a posterior da vértebra.

ESPONDILOLISTESE – Quando a espondilólise "escorrega", sai do lugar, é a espondilolistese.

ESPONDILOSE – Nome dado ao estreitamento do canal medular; não é o orifício de conjugação, e sim o canal medular.

ESPONDILOSE ANQUILOSANTE – Casos de artrose, portanto não a artrite, que, devido às alterações, ficam endurecidos.

ESPORÃO – Saliência óssea nos ossos ou vértebras.

ESTERNOCLEIDOMASTÓIDEO – Músculo do pescoço; quando contraído, produz o torcicolo.

ESTIRAMENTO – Alongamento exagerado do músculo, que, quando volta ao normal, fica dolorido.

F

FÁSCIA MUSCULAR – É um invólucro de um conjunto de músculo que já tinham individualmente a sua aponevrose. Da fáscia sai a inserção para o osso.

FIBROMA – Tumor benigno do músculo. É mais conhecido como a formação muscular dura do útero.

FIBROSE – Endurecimento das fibras musculares ou de outras formações orgânicas.

FIBROSITE – Reação tipo inflamatória dos invólucros musculares.

FISSURAS – Rachaduras que se formam no disco intervertebral com o passar dos anos.

FORNO DE BIER – Aparelho de fisioterapia que transmite calor superficial aos músculos.

FOSFATASES – Exames de sangue empregados para verificar a atividade óssea. Existe a fração prostática, que é usada para estudo dessa glândula.

G

GIBA – Denominação popular de corcunda, gibosidade ou cifose.

H

HÉRNIA DO DISCO – Saída do núcleo pulposo do disco intervertebral através de uma fissura, comprimindo uma raiz nervosa.

HÉRNIA INGUINAL – Saída pelo orifício inguinal na virilha de uma parte do intestino, que pode ficar muito danificado, produzindo a hérnia encarcerada.

I

ILEOPSOAS – Músculo que fica preso na coluna lombar e ao fêmur, importante para a posição ereta.

INDOMETACINA – Tipo de medicamento antirreumático.

INFILTRAÇÃO – Aplicação de medicamento específico no lugar da dor.

ISOMÉTRICA – Contração muscular feita com a movimentação do membro ou seguimento da coluna.

ISOTÔNICA – Contração muscular feita sem movimentos.

ISQUEMIA – Falta de sangue no órgão ou no músculo.

L

LAMINECTOMIA – Operação realizada nas hérnias do disco para aliviar a pressão sobre a raiz nervosa. É a retirada da parte chamada lâmina da vértebra.

LÍQUIDO SINOVIAL – Lubrificante natural das articulações.

LISTESE – Abertura, por falta de soldadura, ou das apófises espinhosas (espinha bífida) ou do corpo vertebral com parte posterior (espondilolistese).

LOMBALGIA – Dor na região lombar.

LOMBAR – Região da coluna que apresenta maior número de dores.

LOMBOCIATALGIA – Dor na região lombar, mas que se irradia para as pernas e pés, no trajeto do nervo ciático.

LORDOSE – Nome da curva para trás que existe na região lombar e região cervical.

LUMBAGO – O mesmo que lombalgia.

LUXAÇÃO – Entorce e "desencaixe" das articulações; às vezes há ruptura de ligamentos.

M

MANIPULAÇÃO – Série de movimentos que ajudam a encaixar as vértebras.

MEDITAÇÃO TRANSCENDENTAL – Técnica de relaxamento psíquico usando um som (mantra) para concentração.

MEGAPÓFISE – Apófise transversa da quinta vértebra lombar que está aumentada, chegando a se ligar até o sacro.

MENINGOCELE – Defeito congênito em que as meninges estão fora da estrutura óssea da coluna.

METABÓLITOS – Restos do processo da atividade muscular, como ácido lático, substâncias U, ácido úrico, etc.

METÂMEROS – Divisão do corpo humano em 34 regiões embrionárias que correspondem posteriormente aos nervos espinhais e à cabeça.

METÁSTASES – Manifestações a distância de um tumor maligno.

MIELOGRAFIA – Exame radiológico contrastado para diagnosticar a hérnia de disco.

MIOSITE – Inflamação do músculo.

N

NERVO TIBIAL – Nervo da perna.

NEUROVEGETATIVAS – Diz respeito às alterações do sistema nervoso autônomo e involuntário.

NÚCLEO PULPOSO – Parte central do disco intervertebral; a sua saída pelas fissuras provoca a hérnia de disco.

NUCLEÓLISE – Aplicação de papaína no interior do disco para solidificá-lo, impedindo a sua movimentação.

O

OSTEOARTRITE – A rigor, significaria uma artrite que se instala em uma articulação já com artrose; porém, alguns médicos usam este termo para indicar osteoartrose.

OSTEOARTROSE – Mesmo significado de artrose.

OSTEOMIELITE – Inflamação grave do osso.

OSTEOPOROSE – Porosidade do osso, desmineralização ou porose do osso.

P

PARAPLEGIA – Paralisação do corpo a partir da cintura, causada por lesão irreversível da medula nervosa.

PARASSIMPÁTICO – Uma das partes constituintes do sistema nervoso autônomo ou involuntário.

PARATIREOIDE – Quatro glândulas localizadas ao lado da tireoide, no pescoço, responsáveis pelo metabolismo do cálcio.

PERIÓSTEO – Invólucro do osso. É extremamente sensível.

PLATISMA – O músculo da parte anterior do pescoço.

PLEXO – Conjunto de nervos periféricos.

PLEXO CERVICOBRAQUIAL – Conjunto de nervos da região do pescoço que vão para os braços.

PLEXO LOMBOSSACRO – Conjunto de nervos da região sacro-lombar que vão para os membros inferiores.

POSTURA DINÂMICA – Posição do corpo quando em atividade.

POSTURA ESTÁTICA – Posição do corpo quando em repouso.

PSICOSSOMÁTICA – Referente a doenças em que há influência da psique (mente) sobre o corpo (soma).

PSORÍASE – Doença da pele, escamativa, de origem multigênica e psicossomática.

Q

QUIROPATAS ou QUIROPRÁTICOS – Nome dado aos massagistas que fazem manipulação.

R

RAQUIDIANO – Referente ao canal da medula.

S

SACROILÍACA – Articulação entre o sacro e o ilíaco.

SACROCOCCIGEANA – Articulação entre o sacro e o cóccix.

SEDAÇÃO – Ato de sedar.

SEDAR – Acalmar.

SIMPÁTICO – Uma das partes constituintes do sistema nervoso autônomo.

SINTOMATOLOGIA – Sintomas clínicos de uma doença.

T

TECIDO CONJUNTIVO – É a ligação dos músculos aos ossos.

TENDINOSA – Referente aos tendões que são ligações do músculo aos ossos.

TETANIA – Contração muscular (p. ex.: cãibra).

TREINAMENTO AUTÓGENO – Método de relaxamento muscular introduzido por Schultz.

TRÍCEPS – Músculo da parte posterior do antebraço.

U

UNCARTROSE – Artrose da coluna cervical semelhante à discartrose.

Bibliografia

Balint E, Norell JS. Seis minutos com o paciente. São Paulo: Manole, 1976.

Balint M. O médico, seu paciente e a doença. São Paulo: Atheneu, 1975.

Barlow W. The Alexander Principle. Londres: Arrow, 1973.

Cailliet R. Low back pain syndrome. Chicago: Davis, 1971.

Cailliet R. Neck and arm pain. Chicago: Davis, 1971.

Cyriax J. Cervical Spondiloses. Londres: Buterworth, 1971.

De Palma AF, Rothman RH. The intervertebral disc. Philadelphia: Saunders, 1970.

Ducroquet R. Marcha y Patalogia. Barcelona: Toray, 1972.

Feldenkrais M. A consciência do movimento. São Paulo: Sumus, 1978.

Hossri C. Treinamento autógeno e equilíbrio psicotônico. São Paulo: Mestre Jou, 1969.

Jaysom M. The Lumbar spine and back pain. Nova York: Grune & Strapton, 1977.

Kendall HO, Kendall FP, Boynton DA. Posture and pain. Nova York: Krieger, 1977.

Krusen FH, Kottke FJ, Ellwood PM. Handbook of physical medicine and rehabilitation. Philadelphia: Saunders, 1936.

Nashold BS, Zdenek H. Lumbar disc disease. Philadelphia: Mosby, 1971.

Rothman RH, Simeone FA. The Spine. Philadelphia: Saunders, 1975.

Schultz JH. O treinamento autógeno. São Paulo: Mestre Jou, 1967.

Sandor P. Técnicas de relaxamento. São Paulo: Vetor, 1974.

Os artigos em revistas científicas são mais difíceis de encontrar para os leigos, mas são importantes os trabalhos dos médicos escandinavos, Prof. Carl Hirsch e A. Nachemson.

ANÁLISE
DA DOR NAS
COSTAS

(PARA SER PREENCHIDO APÓS
A LEITURA DO LIVRO)

NOME:_____

DATA:_____

NOITE

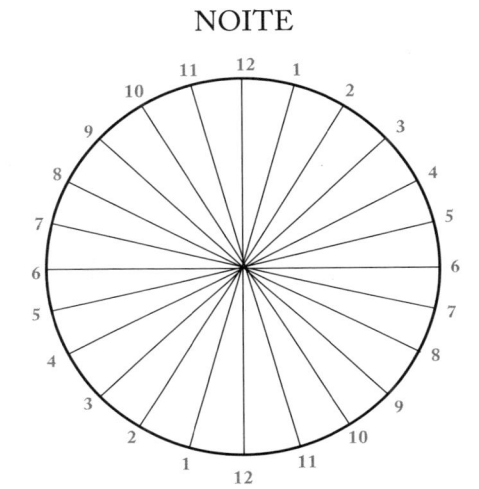

A que horas começou a
doer?

MEIO-DIA

Marque com lápis preenchendo o espaço de cada hora, e indique nas
figuras abaixo, com pontos ou flechas, o local exato das dores.

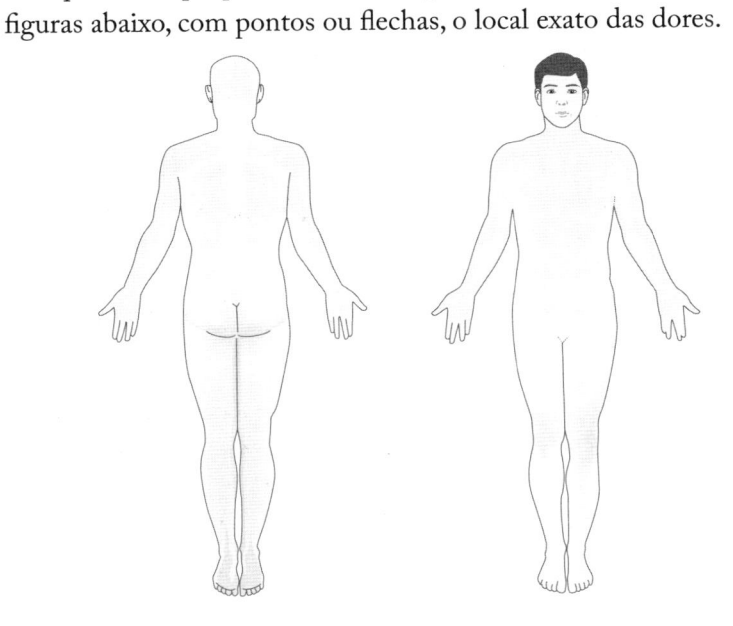

243

ANÁLISE COM DETALHES DO
TIPO E LOCAL DA DOR

Quando teve dores anteriormente? (Anos / Meses / Semanas)

Como era a dor?
1. Contínua (sem parar)? ☐
2. Doía somente quando se movimentava? ☐
3. Era aguda (em "facadas", "choque")? ☐
4. Era em "queimação"? ☐

Em que posição estava quando começou a dor?
Em pé ☐   Sentado ☐   Deitado ☐

Como era seu sapato?
Salto alto ☐   Salto baixo ☐   Chinelo ☐

Que movimento estava fazendo?
Levantando peso ☐   Torcendo o corpo ☐   Estiramento ☐

Como estava seu "sistema nervoso"?
Deprimido(a) ☐   Agitado(a) ☐   Não sei, mas nervoso(a) ☐

Chateado(a) ☐   Calmo(a) ☐

Tinha dormido bem na noite anterior?

Sim, com calmante ☐   Sim, sem calmante ☐
Não, com calmante ☐   Não, sem calmante ☐

O que melhorou?
Repouso ☐   Analgésico ☐   Sedativo ☐   Fisioterapia ☐
Outros ☐

IMPORTANTE: É importante preencher esta folha todas as vezes que tiver uma dor de certa gravidade nas costas. Ajudará o médico e a você mesmo a localizar onde e como surgem as dores, para saber o que acertar para evitá--las. Faça cópia desta página, a fim de usá-la a cada vez que sentir dor.